suapeleem BOA FORMA

Para expressar suas sugestões, dúvidas, críticas e eventuais reclamações entre em contato conosco.

CENTRAL DE ATENDIMENTO AO CONSUMIDOR
Rua Pedroso Alvarenga, 1046 • 9º andar • 04531-004 • São Paulo • SP
Fone: (11) 3706-1466 • Fax: (11) 3706-1462
www.editoramarcozero.com.br
atendimento@editoramarcozero.com.br

suapeleemboaforma

dra.JozianQuental

você bonita por dentro e por fora

MARCO ZERO

Direitos desta edição reservados à Nobel Franquias S.A.
(Marco Zero é um selo editorial da Nobel Franquias S.A.)

Publicado em 2008

Dados Internacionais de Catalogação na Publicação (CIP)
(Câmara Brasileira do Livro, SP, Brasil)

Quental, Jozian
Sua pele em boa forma / Jozian Quental — São Paulo : Marco Zero, 2008.

ISBN 978-85-279-0446-9

1. Beleza – Cuidados 2. Dermatologia
3. Pele – Cuidados e higiene I. Título.

08-00447 / CDD-646.7226

Índice para catálogo sistemático:
1. Beleza: Cuidados: Aparência pessoal 646.7226

Dedicatória

A Lenira, minha mãe, que tanto colaborou para este livro, com sabedoria, amor, gentileza, espiritualidade e bom humor.

Ela foi a primeira paciente na qual injetei a toxina botulínica e, aos 76 anos, é um exemplo de que os cuidados com a pele dão mais resultado quando se cultiva também a beleza interior.

Agradecimentos

A Deus, que me concedeu a oportunidade de ser médica para servir aos outros. E agora me dá a chance de compartilhar um pouco do que aprendi.

A Lilian Andrés, minha terapeuta, que acreditou neste livro e acompanhou cada momento dele como parte do meu crescimento pessoal.

Aos profissionais que enriqueceram minhas reflexões com sua experiência; o apoio de vocês foi fundamental para tornar este sonho realidade.

A todas as pacientes que buscam a verdadeira beleza, por tudo o que partilharam comigo e me deram a oportunidade de aprender.

A todos os amigos que me incentivaram a persistir neste projeto até o fim.

“A beleza não é um dom,
e sim um hábito.”

Germaine Monteil, perfumista

Prefácio

QUEM ME CONHECE MAIS de perto sabe que ser vaidoso não faz parte da minha natureza. Nunca fui de usar cremes e jamais havia pensado em fazer tratamento de beleza. Ultimamente, porém, o fato de ser uma pessoa pública despertou em mim a necessidade de dar mais atenção ao meu visual.

Assim acabei conhecendo, por meio de uma indicação, a Jozian Quental, uma profissional séria que sempre respeitou a minha individualidade. Com ela aprendi a manter uma boa aparência sem precisar recorrer a procedimentos mais agressivos — coisas que eu realmente não gostaria de fazer, embora não tenha nada contra quem faça. Ela me ensinou a importância de cuidados que respeitam meu jeito de ser, como o uso do filtro solar, cremes específicos para minha pele e uma boa limpeza da pele.

A vida de artista muitas vezes expõe o corpo a hábitos nada saudáveis: dormir de madrugada ou, algumas vezes, nem dormir; ter uma alimentação inadequada, com lanches rápidos entre um compromisso e outro; além de muito estresse e correria.

Agora, sempre que possível, procuro seguir as recomendações da minha dermatologista e levar uma vida mais regrada: jogo meu futebol, carrego minhas "baterias" ao lado da família e dos amigos, mantenho uma alimentação saudável, como mais frutas e bebo muita água.

Mas só isso não basta. A leitura de *Sua Pele em Boa Forma* reforçou a minha convicção de que a beleza das pessoas vai além das qualidades físicas: envolve também suas atitudes, o amor e o respeito ao próximo, ou seja, todo o bem que há no seu interior.

O livro revela desde os primeiros capítulos que fica literalmente "estampado na nossa cara" quando amamos aquilo que fazemos e principalmente respeitamos a nós mesmos. Da mesma forma, o mau humor e a insatisfação com a vida dão o seu recado na nossa aparência, o que tende a afastar as pessoas: "quem é que quer ficar olhando para uma cara fechada"?

Portanto, minha gente, um sorriso no rosto é o primeiro passo para fazer as pazes com o espelho e levar uma vida feliz, mesmo quando a idade chega e com ela os sinais do tempo.

Tudo o que pudermos fazer para favorecer a nossa aparência, sem agredir nosso jeito de ser, é muito bem-vindo. Esta foi outra lição que aprendi com a Jozian e que agora está ao seu alcance. Com sua ampla visão sobre a gente como um todo não só sobre nossa pele, mas sim sobretudo o que nos cerca, ela traz aqui todos os caminhos para você buscar e encontrar sua verdadeira beleza.

Daniel
(cantor)

Introdução

por que escrevi este livro

ERA UM FIM DE semana ensolarado. Eu estava no litoral paulista quando uma senhora que conhecia havia algum tempo comentou em tom de reprovação: "Você vem muito à praia para uma dermatologista". Fiquei boquiaberta: quer dizer que ao escolher essa especialidade médica perdi o direito de me divertir? O fato de eu ser dermatologista não me impede de ir à praia, andar de bicicleta, fazer caminhada. Claro, tomando todos os cuidados recomendados: uso boné, passo protetor solar no corpo inteiro, evito me expor nos horários em que o sol está mais forte... Disciplina é fundamental para quem deseja se manter em forma, mas o excesso pode fazer com que as pessoas limitem muito a sua vida.

Lembro de uma paciente que esteve no consultório pouco antes do Natal e me contou que passaria as festas na casa de um amigo, mas pretendia levar a própria ceia congelada. Entendo a preocupação dela, porque também tenho o hábito de levar minhas refeições (saudáveis) para o trabalho. O que me chamou a atenção foi a data. O Natal acontece só uma vez por ano. É um momento de compartilhar. A menos que tivesse um grave problema de saúde (o que não era o caso!) ou estivesse em um superprograma de emagrecimento (também não), ela poderia controlar a alimentação nos dias que antecedem a festa e, na ocasião, celebrar com os amigos partilhando a mesma ceia.

Esses dois fatos me levaram a refletir sobre o perigo de exagerar nos cuidados com a aparência – muitas vezes, na tentativa de atingir um padrão de beleza que vem de fora e não respeita as características individuais – em detrimento de hábitos essenciais, como ter bons momentos de lazer, celebrar as datas especiais, desfrutar a companhia dos amigos.

A proposta do meu livro é mostrar que a verdadeira beleza passa longe desses exageros porque vai além do corpo. Belo é quem se sente bem na própria pele. A beleza surge do equilíbrio entre corpo, mente e espírito. Essa harmonia transparece no rosto, que adquire um novo brilho. Por isso ficamos mais bonitos quando estamos felizes.

Estudos científicos recentes explicam de que forma as emoções influenciam a aparência. Os responsáveis são substâncias conhecidas como psiconeuroendorfinas celulares da pele – você vai conhecê-las logo mais! Toda vez que uma pessoa está bem consigo, parece mais jovem e saudável porque a pele reflete esse estado de espírito. O contrário também é verdadeiro: a infelicidade expõe e acelera o envelhecimento.

Assim, na minha percepção, cada pessoa pode ser bonita à sua moda. O importante é o equilíbrio. Cuidar da pele, sim! Passar cremes, submeter-se a *peelings*, preenchimentos e aplicações de toxina botulínica, entre outros procedimentos da dermatologia e da cosmiatria que considero vitais. Fazer o melhor que puder pelas suas curvas. Ficar atenta aos números da balança, mas sem esquecer o principal: ter carinho pelo seu jeito de ser. Mesmo porque quem ama a si próprio tem vontade de se cuidar e estar cada vez melhor.

Como diria a psicóloga Lilian Andrés, especialista em medicina comportamental pela Universidade Federal de São Paulo, "no dia em que você tiver a si mesma, tudo será diferente". No meu caso, assino embaixo: foi e está sendo assim.

Para ter a si mesma e encontrar o equilíbrio a que me referi, você não precisa virar uma monja tibetana, enclausurar-se em um convento e meditar dia e noite. Pequenas mudanças no cotidiano podem apresentar resultados surpreendentes, a ponto, inclusive, de atrasar o relógio biológico. Por isso, reúno aqui informações sobre dieta, atividade física, hábitos saudáveis, tratamentos estéticos e cuidados com o corpo e a mente, que foram apuradas com o auxílio de profissionais experientes.

Além da psicóloga Lilian, já citada, que me fez refletir sobre o peso das emoções na manutenção da juventude e da aparência saudável, contei com o apoio do dermatologista Roberto Azambuja, fundador da Sociedade de Dermatologia Integrativa — Brasil. A medicina integrativa é um novo campo da medicina que enfatiza a relação entre médico e paciente e avalia todos os sintomas (físicos e emocionais) apresentados pelo doente, mas só utiliza técnicas de tratamento comprovadas pela ciência. A Sociedade de Dermatologia Integrativa — Brasil aplica esses preceitos à dermatologia. Seu fundador contribuiu para este livro ao esclarecer de forma didática como acontecem as conexões entre os sentimentos e a pele.

A psiquiatra Elisa Latuf coletou dados sobre transtornos decorrentes da busca obsessiva pela perfeição estética, comuns nos nossos dias, infelizmente! A endocrinologista Christiane Sobral desvendou o papel dos hormônios na manutenção da beleza e da saúde. O especialista em medicina preventiva Wilson Rondó Jr. colaborou com orientações valiosas sobre alimentação, tema que ele domina profundamente.

Também contei com os sólidos conhecimentos da nutricionista Mariana Lindenberg e da fisioterapeuta Adriana Roberto De Avilla, especialista em acupuntura estética. O professor de educação física e *personal trainer* Ronaldo Alves do Nascimento ensinou como transformar a atividade física em hábito de vida traçando metas realistas.

A dermatologista e instrutora de *swásthya* ioga Norma Porfírio não só elucidou a importância de outras duas práticas benéficas, a meditação e o relaxamento, como preparou dicas para principiantes. Ainda faz parte desse time o neurologista Alexandre Ottoni Kaup, que explicou como funciona o cérebro, órgão-chave para a saúde e a beleza. Aliás, o principal movimento para ser uma pessoa equilibrada, saudável e jovial é treinar o cérebro — o que exige certo esforço e boa dose de determinação. Mas está ao alcance de cada um de nós.

Este livro vai apontar o caminho para que você possa cuidar bem do corpo, administrar melhor as emoções e conquistar a verdadeira beleza: aquela que valoriza o que você tem de exclusiva e, definitivamente, mantém a juventude por muito mais tempo.

Jozian Quental

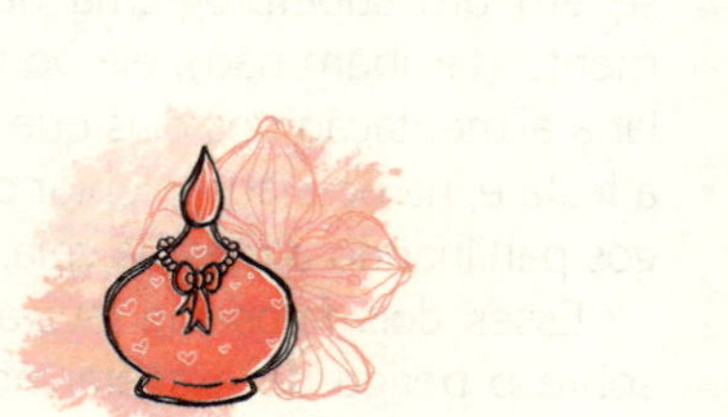

Sumário

Capítulo 1

fazendo as pazes com o espelho

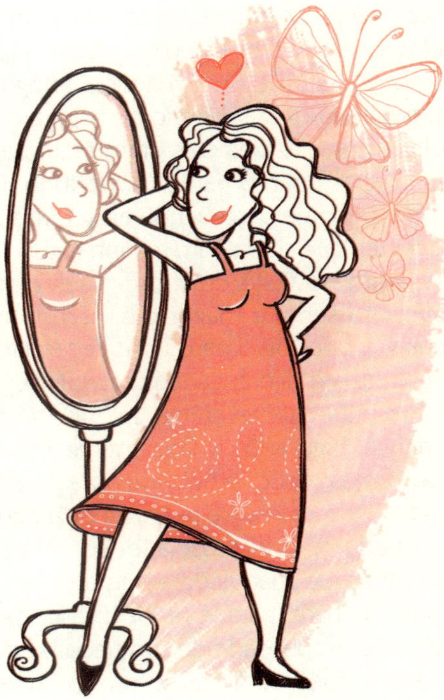

Era impossível não notar a presença de Suzana[1] no vestiário da academia. Ela chamava a atenção por onde passava. Não tinha um corpo escultural, rosto perfeito, pele imaculada. Nada que se comparasse a uma top model *ou a qualquer outra beldade famosa. Destacava-se pelas atitudes. Após o banho, espalhava creme na pele, secava os cabelos e se arrumava com gestos tão harmoniosos como se tivesse uma platéia a observá-la. O corpo era razoável. O rosto, também. Mas tratava ambos com muito cuidado — como alguém que realmente gosta de si. Quando saía do vestiário, caminhando a passos firmes, todos os homens a acompanhavam com o olhar. Inclusive o namorado, um rapaz lindo e apaixonado que depois se casou com ela. Cheguei a pensar que devia ser arrogante e narcisista. Mas, na primeira conversa, percebi que estava enganada. Suzana era sensata, inteligente e bem-humorada. Usava cremes, fazia tratamentos, controlava a dieta, praticava exercícios, mas sem neurose. O namorado comentou que ela não era chata com alimentação, do tipo que fica recitando o tempo todo o que pode e o que não pode comer. Sua companhia era agradável. Um* mix *interessante de atributos a tornava bela.*

SUZANA ME FEZ LEMBRAR do que dizia o professor de medicina estética Carlo Alberti Bartoletti, da Faculdade de Medicina de Roma, na Itália, e presidente da União Internacional de Medicina Estética: "O belo é um conjunto de fatores que conduzem à harmonia perfeita". Em 1998, fiz um estágio em Cosmiatria na clínica privada que ele mantém em Milão. As pacientes do dr. Bartoletti, em geral, se apegavam a detalhes: uma queria ter lábios carnudos como a atriz Angelina Jolie. Outra, dentes perfeitos como a atriz Julia Roberts. A terceira cobiçava o nariz da atriz Sharon Stone. Ou então olhos fantásticos. Ou um cabelo espetacular. A seus pedidos, o dr. Bartoletti replicava dizendo que não adianta ter a boca mais linda do mundo se o dente estiver maltratado. O que leva a um belo visual é o equilíbrio entre os

[1] Os nomes de todas as pessoas citadas no livro foram trocados para preservar sua identidade.

vários traços. Havendo harmonia no rosto, até um nariz aquilino pode estar completamente integrado e não causar qualquer prejuízo à aparência.

Para confirmar a sua tese, esse professor sugeriu que eu observasse as mulheres no restaurante, na rua, no metrô, no *shopping* e escolhesse entre elas as mais belas e elegantes. Depois, deveria fazer como o *zoom* de uma máquina fotográfica: tentar aproximar bem o olhar para conferir se nos detalhes elas eram realmente tão bonitas quanto pareciam no todo. Fiz esse exercício e percebi que nem todas as mulheres que chamaram a minha atenção passavam no teste do *zoom*. Seus olhos não eram sempre magníficos, nem todas tinham a boca ou o nariz bem desenhado. O que fazia a diferença era o conjunto.

Em entrevista recente a uma revista canadense, logo após o lançamento dos filmes *Piratas do Caribe* e *Orgulho e preconceito*, a atriz inglesa Keira Knightley arrolou seus pequenos defeitos: já fez sessões de fotos em que maquiadores disfarçaram a ponta do nariz para que ele ficasse perfeito e foi dispensada de um trabalho por acharem que sua boca se movimentava de um jeito estranho. Mas o que são esses detalhes diante da beleza do conjunto do seu rosto, considerado um dos mais belos do cinema atual?

Ao longo do tempo, verifiquei que muitas vezes o que torna uma mulher bonita não está no rosto nem no corpo. A beleza ultrapassa os atributos físicos, decorrentes de herança genética favorável ou de retoques feitos por bisturi. Envolve, também, características de personalidade. Algo que vem de dentro. Uma luz interior, que se reflete na pele, no sorriso, no olhar, no andar, nas roupas escolhidas, na própria feminilidade e sensualidade, no cuidado com a alimentação, no respeito às horas de sono necessárias ao seu descanso, na busca de relacionamentos afetivos e familiares de qualidade.

Lamentavelmente, porém, um grande número de mulheres ainda não tem consciência do valor desse conjunto. E sofre por causa de pequenas imperfeições. Corre atrás de uma beleza padronizada e, em muitos casos, inalcançável.

Atração irresistível

Apesar das diferenças culturais, a busca da beleza é um denominador comum a todos os povos. Pesquisas demonstraram que até bebês são atraídos por ela, conta a psicóloga Lilian Andrés, especialista em medicina comportamental pela Unifesp. Quando expostos a diferentes tipos de rosto, bebês de 7 e 8 meses preferem olhar para os que reúnem traços harmônicos, evitando aqueles em que os olhos são separados, a boca desproporcional.

Já dizia o filósofo Platão, da Grécia Antiga: "O belo exerce uma atração irresistível sobre os nossos sentidos, estimula os nossos sentimentos, faz com que todos queiramos subir ao mundo perfeito das idéias (ou formas), onde ele, o belo, reina, soberano, ao lado do bem". Os cientistas encontraram uma explicação menos poética para essa atração irresistível. A busca do belo seria um mecanismo involuntário destinado a garantir a sobrevivência da espécie. Estudos feitos pela psicóloga americana Nancy Etcoff, da Universidade Harvard, revelaram que mulheres com cintura fina, quadris largos, corpo e rosto simétricos, pele macia, lábios grossos e cabelos espessos fazem sucesso em qualquer lugar do mundo. A explicação é que tais características estão ligadas à juventude e à fertilidade. O cérebro masculino entende que esses corpos são mais qualificados para a reprodução. Quer dizer, no fim das contas, segundo os cientistas, o bonito seria apenas o útil disfarçado.

Reflexos distorcidos

Uma pesquisa internacional concluiu que apenas 2% das mulheres do mundo se descrevem como belas (no Brasil, 6% têm essa percepção). A psicóloga norte-americana Nancy Etcoff, professora da Universidade Harvard, nos Estados Unidos, e a psicanalista londrina Susie Orbach, da London School of Economics, entrevistaram 3.200 mulheres entre 18 e 64 anos de dez países, como Estados Unidos, Canadá, Inglaterra, França, Itália, Japão e, inclusive, o Brasil. No final, constataram que 98% não estão satisfeitas com a imagem que o espelho apresenta (a maioria reclama do excesso de peso e das formas do corpo), 7% já fizeram alguma cirurgia plástica e 54% desejam corrigir aqui e ali por meio do bisturi.

Estudos realizados entre nós confirmam: a insatisfação com a aparência aflige grande parte das brasileiras e também dos brasileiros. Após entrevistar 346 homens e mulheres entre 18 e 74 anos, sem sintomas, e escolhidos aleatoriamente no Estado de São Paulo, a psicanalista Mara Cristina Souza de Lúcia, diretora da Divisão de Psicologia Hospitalar do Instituto Central do Hospital das Clínicas da USP, apurou que 80% das mulheres e 57% dos homens preocupavam-se com a aparência e dispendiam mais de uma hora por dia com pensamentos relacionados à insatisfação com o próprio corpo.

A psicanalista observou que, diferentemente do personagem da mitologia grega Narciso, que ficou atraído pela própria imagem refletida em um lago de águas cristalinas, as pessoas em geral buscam no espelho marcas de decadência e imperfeições. É como se o espelho fosse um juiz rigoroso, pronto para avaliar cada milímetro da curvatura da barriga, conferir a rigidez do bumbum, fiscalizar o contorno dos seios, contar cada buraquinho de celulite; e, no final, apresentar um resultado invariavelmente condenatório, apontando todos os defeitos e cobrando uma perfeição inatingível.

> **"As mulheres que vivem esperando o próximo creme milagroso não percebem que a beleza vem de uma felicidade secreta e de um equilíbrio interno."**
>
> Sophia Loren, atriz italiana

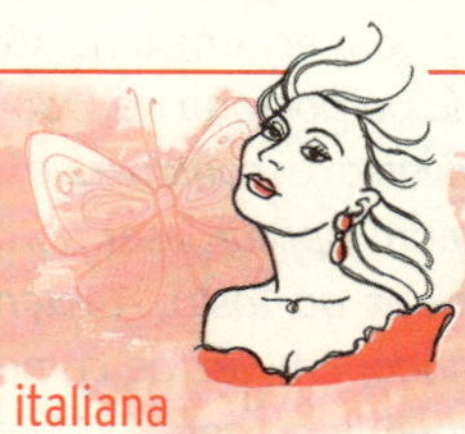

Trata-se de uma paranóia coletiva, da pior tirania de todos os tempos, avalia o psiquiatra e escritor Augusto Cury, autor de vários best-sellers e, mais recentemente, do livro *A ditadura da beleza e a revolução das mulheres*. O grande dano, na visão do dr. Cury, é que essa neurose nos controla por dentro. Atinge sobretudo a mulher, que é mais sensível às cobranças internas e externas de manter um corpo jovem e perfeito, a ponto de torná-la prisioneira em seu interior.

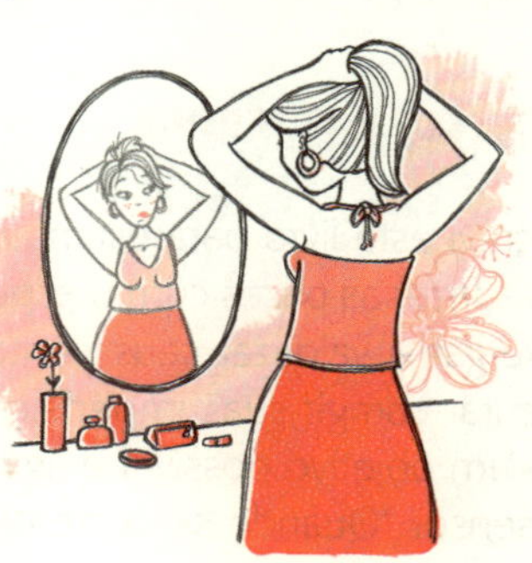

Bonita, do seu jeito

Em casos extremos, essa busca incessante de beleza pode virar uma obsessão. A pessoa faz um procedimento atrás do outro e nunca está satisfeita. Gasta fortunas no dermatologista, no cirurgião plástico... Quer ter sempre a boca mais bela, o cabelo mais bonito, o corpo mais torneado. Luta sem trégua contra a celulite. Não pode ver uma estria, uma dobra, uma retenção, que se desespera. Vigia-se dia e noite. Faz uma infinidade de retoques. Só que o resultado nem sempre agrada. Nessas situações, a beleza não é encontrada porque a pessoa se perdeu em algum ponto do caminho.

Assim aconteceu com Marisa, 44 anos, que conheci em uma viagem de avião. Sentada na poltrona ao lado da minha, ela puxou conversa e contou que esteve em São Paulo para aplicar laser *porque não suportava a flacidez do rosto. A intervenção deu bom resultado. Em vez de comemorar, ela passou a viagem toda apontando outros defeitos que já havia retocado e os que ainda pretendia corrigir: os seios, a barriga, a celulite... Em menos de uma hora de vôo, relatou 15 problemas. Estava totalmente infeliz, embora fosse uma mulher normal, bem vestida. Seria até atraente, caso não se deixasse dominar pela tristeza e os queixumes. A insatisfação estava estampada no seu rosto.*

Minha companheira de viagem provavelmente sofria de transtorno dismórfico corporal — medo exagerado e sem causa concreta de ser considerada feia — distúrbio cuja incidência está crescendo tanto atualmente que tem merecido destaque nos últimos congressos médicos (*leia mais a respeito no capítulo 5, que enfocará a auto-estima e também os excessos cometidos em nome da beleza*). No caso de Marisa, percebi que o que mais a incomodava era estar fora do padrão de beleza dominante entre nós: o da mulher alta, magra e com músculos definidos. Com 1,50 metro de altura, dificilmente ela conquistaria um corpo esguio de modelo. Mas, se parasse de se cobrar tanto e cuidasse de si com mais carinho — não apenas do corpo mas também de suas emoções —, ela poderia ficar com a silhueta em ordem, de bem consigo e ser uma mulher bonita, do seu jeito.

Recado da autora

As mulheres não são (nem têm que ser) todas iguais. Se você não corresponde ao padrão de beleza dominante, reconheça que tem outra carga genética. E pode ser bonita e atraente do seu modo. Crie o seu padrão. Entenda: não estou sugerindo que você abandone os cremes, a dieta, a ginástica, os tratamentos cosméticos e fique apenas burilando sua auto-estima. Faça tudo que tiver direito! Mas não caia no extremo de virar escrava dos procedimentos e viver em função deles. Seja você mesma! Isso a ajudará a encontrar o caminho do bom senso.

Como disse certa vez Christian Dior, fundador de uma das mais famosas *maisons* parisienses de alta-costura: "Não existem mulheres feias. Existem apenas aquelas que ainda não sabem como ser atraentes". Mas o potencial está lá, adormecido.

De bem consigo mesma

Escrevi este livro para estimular as mulheres a fazer as pazes com o espelho, isto é, enxergar e valorizar seus pontos fortes e procurar corrigir suas imperfeições, dentro de um objetivo possível e agindo com bom senso. "Quando se sustenta apenas na vaidade — palavra que vem de vão, vazio, sem importância —, a beleza é luz de pilha fraca. Já aquela ancorada na força do desejo é expressão de identidade, luz e brilho", afirma o psicanalista e médico psiquiatra Jorge Forbes, autor de cinco livros, entre os quais, *Você quer o que deseja?*, que faz uma radiografia da vaidade.

Comprovo isso diariamente na prática do consultório: as mulheres que estão bem consigo mesmas tiram mais proveito do investimento que fazem em beleza, seja em dieta, ginástica, ou tratamentos cosméticos (toxina botulínica, *peelings*, *lasers* e outras técnicas de última geração). Segundo o psicanalista Forbes, isso acontece porque elas têm prazer em se cuidar: "Quem se cuida está mostrando que, apesar das próprias limitações, quer estar nas melhores condições possíveis para chegar perto de seus sonhos".

Portanto, a verdadeira beleza está relacionada à auto-estima. Para a psicóloga Lilian Andrés, "auto-estima é se querer bem, estar satisfeita com o seu comportamento, reconhecer suas imperfeições e, por gostar o suficiente de si, ter disposição para se aprimorar".

A auto-estima protege contra o perigo de projetar tudo no físico, de alimentar a expectativa de que, preenchidas as rugas e eliminada a gordura abdominal, tudo fluirá perfeitamente: você encontrará o príncipe encantado e o emprego ideal. Tais procedimentos alteram o seu padrão estético ou corporal, mas não a sua identidade. Como alerta o dr. Augusto Cury, "não dá para fazer plástica na emoção".

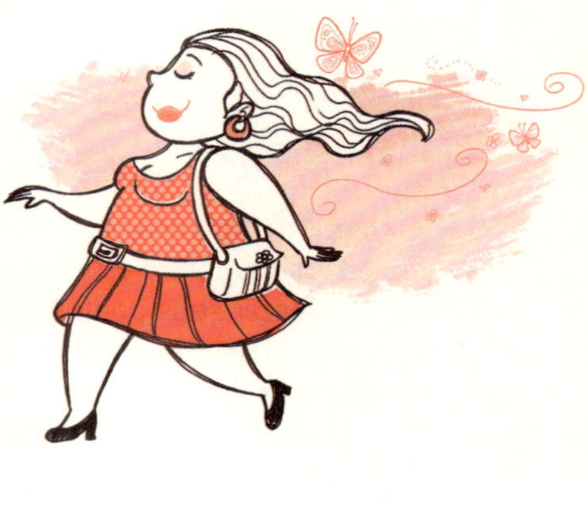

As referências mudam

Das formas rechonchudas da deusa Vênus, exemplo de beleza do século IV a.C., à silhueta esguia da modelo Gisele Bündchen, padrão de beleza atual, o corpo feminino afinou e muitos quilos foram deixados para trás. A mulher que virou a cabeça de Dom Pedro I tinha muito pouco em comum com a elegante atriz Glória Menezes, que a encarnou no cinema, no clássico *Independência ou Morte*, de 1972, ou a esbelta Luana Piovani, que a interpretou na minissérie *Quinto dos Infernos*, levada ao ar pela TV Globo, 30 anos mais tarde, em 2002. Domitila de Castro, a famosa Marquesa de Santos, personificava a imagem da sedução no século XIX, com seu corpo roliço e seios fartos. Magreza e músculos definidos eram típicos de escravos, que tinham uma alimentação racionada e faziam trabalhos pesados. No século XX, as estrelas de Hollywood e as modelos de alta-costura ajudaram a divulgar uma nova referência. A definição de peso ideal para mulheres baixou constantemente dos anos 1940 para cá, enquanto para os homens permaneceu praticamente estável. Tome-se, como exemplo, os concursos de miss. A baiana Marta Vasconcelos, Miss Universo de 1968, media 1,72 metro e pesava 59 quilos. Já a russo-canadense Natalie Glebova, Miss Universo de 2005, era 6 centímetros mais alta (1,78 metro) e pesava 5 quilos a menos (54 quilos) quando recebeu o título, na Tailândia, em maio daquele ano.

Mas é possível, sim, trabalhar a visão que você tem da sua história a fim de reconstruir seu presente e criar um futuro melhor. De minha parte, pretendo colaborar com orientações práticas que estimulam a manter a beleza e a jovialidade por mais tempo. Quero ajudar você a localizar seus pontos altos e aperfeiçoá-los.

Por isso, além de falarem sobre a pele, os próximos capítulos estimulam uma revisão de hábitos de vida, não só da alimentação e de exercícios físicos mas também da forma de lidar com as emoções e administrar o estresse de cada dia (entram aí a meditação e o relaxamento). Trazem, ainda, doses de afeto, sonhos, espiritualidade e bom humor, tudo o que ajuda a cultivar o bem-estar interior e a paz consigo mesma.

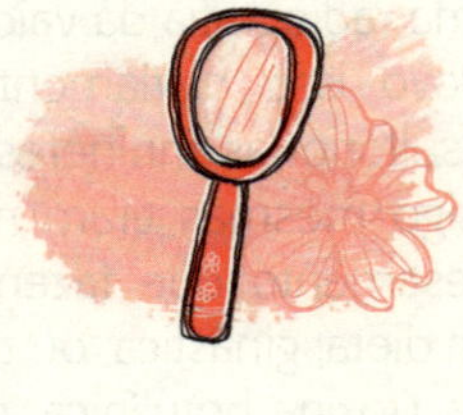

Capítulo 2

à flor da pele

Com o rosto lindo e o corpo bem esculpido, aos 35 anos, Telma estava no auge da beleza. Certo dia, começou a ter acne e não conseguia resistir à tentação de espremer as espinhas. Depois, sentia-se culpada e ansiosa, com medo de ficar com o rosto marcado por cicatrizes. Quando veio me procurar, já havia feito vários tratamentos, sem resultado. Chegou, inclusive, a consultar um ginecologista, que não detectou qualquer alteração hormonal. Durante a nossa conversa, percebi que estava um pouco deprimida, o que pude confirmar nas consultas de retorno. O remédio que prescrevi também não teve o efeito esperado. Proporcionou apenas uma leve melhora.

Desconfiei que a causa da acne fosse emocional e comecei a pesquisar essa possibilidade. Algumas consultas depois, ela me confidenciou que havia descoberto que era filha adotiva pouco antes de as espinhas começarem a aparecer. Disse a ela para procurar um terapeuta. A princípio, Telma resistiu à idéia, mas consegui convencê-la. O terapeuta a ajudou a digerir a história da adoção. Para administrar melhor a ansiedade, ela passou a fazer acupuntura e ioga. Então, os remédios começaram a surtir efeito. Três meses depois, a acne havia desaparecido completamente.

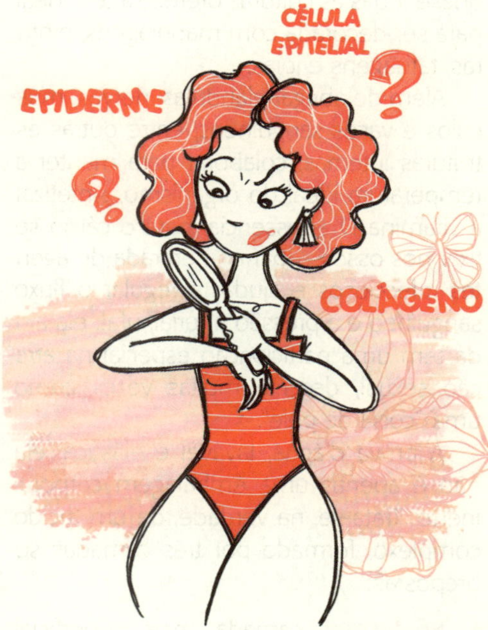

HISTÓRIAS ASSIM SÃO MUITO freqüentes no consultório dermatológico. E não poderia ser diferente. Afinal, a pele, o mais versátil órgão humano, é muito mais do que uma simples embalagem protetora. Ela é um espelho de tudo o que se passa conosco, seja na parte física ou emocional. Por isso, observar a vitalidade da pele é uma das formas de conferir a saúde de uma pessoa no sentido amplo definido pela Organização Mundial da Saúde (OMS): "Saúde é o bem-estar físico, psíquico e social".

A pele "avisa" quando algo errado está acontecendo dentro de cada um de nós. Neste capítulo, apresento alguns desses sinais de alerta e convido você a fazer uma parada para observar melhor a sua pele, conhecer melhor essa estrutura e descobrir que mensagem ela estará transmitindo.

Nos bastidores

Com suas dimensões surpreendentes – a pele de um adulto se estende por 2 metros quadrados e só perde em tamanho para o intestino –, esse órgão confere ao corpo o seu contorno e relevo, define a nossa forma individual. Talvez por isso, em quase todas as culturas oferece a tela ideal para ser decorada com maquiagens, pinturas, tatuagens e jóias.

Além de abrigar glândulas, nervos, músculos e vasos sanguíneos, entre outras estruturas internas, colaborar para manter a temperatura ideal do organismo, sintetizar a vitamina D – essencial para o cálcio se fixar nos ossos – barrar a entrada de agentes infecciosos e ajudar a regular o fluxo sanguíneo e a pressão arterial, ufa!, ela ainda tem uma participação especial na atração sexual, descrita muitas vezes como uma "coisa de pele".

À prova d'água, lavável e elástica, ela não é apenas uma embalagem corporal inerte. Trata-se, na verdade, de um tecido complexo, formado por três camadas sobrepostas:

* **Epiderme:** camada mais superficial, pode ser comparada a uma parede. Os tijolos correspondem a vários grupos de células, entre os quais se destacam os queratinócitos (produzem a queratina, essencial para manter a flexibilidade da pele) e os melanócitos (sintetizam a melanina, pigmento responsável pelo bronzeamento, que protege contra os efeitos nocivos da radiação solar).
* **Derme:** camada intermediária, onde estão os fibroblastos, células produtoras de fibras elásticas (responsáveis pela sustentação da pele) e de fibras colágenas (que evitam a formação de rugas e flacidez), além de pêlos, glândulas sebáceas, vasos e nervos.

A pele em números

* Se fosse esticada da cabeça aos pés, cobriria uma área de até 2 metros quadrados.
* Pesa de 3 a 5 quilos, o que constitui em torno de 16% do peso do corpo.
* Sua espessura varia de 0,4 a 2 milímetros.
* Regenera-se a cada três ou quatro semanas.
* Cada célula epitelial vive, no máximo, 30 dias.
* Um adulto perde cerca de 15 gramas de células epiteliais por dia.
* Cada centímetro quadrado da pele comporta até 200 glândulas sudoríparas.
* As glândulas sudoríparas de um adulto produzem todo dia de 0,5 a 2 litros de suor.
* Há cerca de 17 glândulas sebáceas por centímetro quadrado de pele.

* **Hipoderme:** camada profunda, é um reservatório de gordura que serve de isolante térmico (para controle da temperatura corporal) e protege os órgãos contra golpes.

Toda essa estrutura se renova continuamente. A epiderme se reconstitui a cada 28 dias. As fibras de proteínas (colágeno e elastina), que se esticam e se contraem como se fossem molas, dispostas de modo a formar uma verdadeira rede, também possuem uma capacidade incrível de se regenerar.

Com o passar do tempo, porém, essa rede começa a perder a elasticidade e o tecido fica sujeito à flacidez e ao aparecimento de rugas. Mas tenha calma: alguns cuidados (que apresentarei nos próximos

Qual é o seu tipo de pele?

Conhecer as características da sua pele é fundamental para adotar cuidados que permitam valorizar seus pontos altos e compensar os baixos.

* Pele normal – É a pele macia, suave, de textura aveludada, sem poros dilatados ou brilho excessivo. Não é seca nem oleosa. Retém água na medida necessária para se hidratar naturalmente. Diferentemente do que o nome sugere, não é o tipo predominante em países de clima quente como o nosso.

  ▸ Cuidados básicos: limpeza de manhã e à noite, hidratação (cremes leves ou emulsão) e filtro solar.

* Pele seca – Fina e opaca, áspera e sem brilho, perde água com facilidade e está mais propensa às rugas e ao envelhecimento precoce. As primeiras rugas tendem a surgir na área dos olhos e na região das bochechas. Irritadiça e bastante sensível ao sol, ao vento e aos cosméticos, é comum em pessoas de pele clara.

  ▸ Cuidados básicos: limpeza (com sabonetes líquidos e loções apropriadas), hidratação constante e intensa e filtro solar.

* Pele oleosa – É mais grossa, brilhante e com poros bem abertos e visíveis em conseqüência da atividade excessiva das glândulas sebáceas. Apresenta marcas mais profundas na testa e sulcos na face. Encontrada, principalmente, em pessoas morenas ou orientais; tem a vantagem de estar menos sujeita a rugas.

  ▸ Cuidados básicos: limpeza duas vezes ao dia (com sabonete apropriado em barra ou líquido), hidratação (gel ou gel-creme, por serem isentos de óleo) e filtro solar.

* Pele mista – Tipo predominante, encontrado em 80% dos brasileiros, combina características das duas anteriores. É oleosa na chamada zona T (testa, nariz, boca e centro da face) e seca na bochecha e no restante do rosto.

  ▸ Cuidados básicos: limpeza de manhã e à noite, com hidratante adequado ao tipo de pele predominante (fale com o dermatologista) e filtro solar.

capítulos) podem atrasar esse processo e conservar a aparência jovial e saudável.

O tipo de pele também interfere no ritmo do envelhecimento, contribuindo para acelerar ou retardar o aparecimento dos sinais da passagem do tempo. A pioneira da indústria cosmética, Helena Rubinstein, no início do século XX, classificou a pele em quatro tipos: normal, seca, oleosa e mista.

Essa classificação foi ampliada em fevereiro de 2006, com o lançamento, nos Estados Unidos, do livro *The skin type solution* (A solução para os tipos de pele). A obra, escrita pela dermatologista americana Leslie Baumann, chefe do Centro de Dermatologia Cosmética da Universidade de Miami, cataloga a pele humana em nada menos do que 16 categorias.

Para defini-las, Leslie não leva em conta apenas a hidratação, que orientava a classificação anterior, mas associa a ela outras três variáveis: sensibilidade (sensível ou resistente), pigmentação (pigmentada ou não-pigmentada) e tendência a enrugar (firme ou enrugada).

Embora tenha recebido ampla divulgação na imprensa leiga, a nova classificação não é consenso no meio científico. As associações internacionais de dermatologistas estão discutindo se vale a pena adotá-la na prática de consultório. Enquanto não se chega a uma conclusão, a tendência é

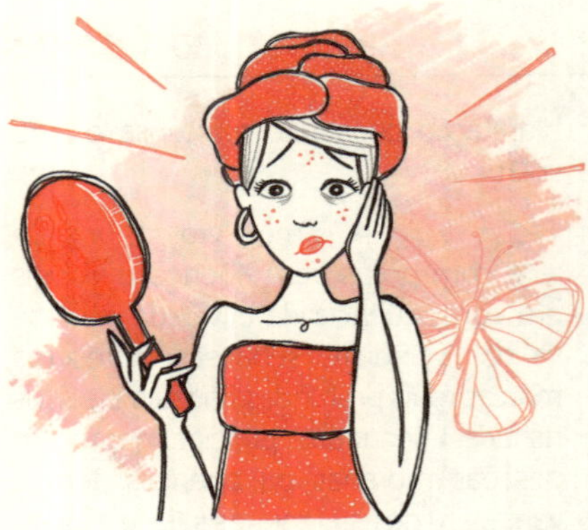

continuar seguindo o modelo anterior, de Helena Rubinstein (*veja no quadro Qual é o seu tipo de pele*).

Finalmente, a pele é o principal órgão tátil humano. Um grande número de receptores nervosos térmicos, táteis e sensoriais, distribuídos ao longo de sua superfície, encarrega-se de colher informações sobre calor, frio, pressão, ou dor. "Um carpinteiro pode descobrir as partes mais ásperas da madeira que acabou de aplainar passando os dedos sobre ela", exemplifica a naturalista, jornalista e ensaísta Diane Ackerman, autora de uma extensa pesquisa sobre os sentidos, que deu origem a *Uma história natural dos sentidos*, um dos livros mais abrangentes sobre o assunto.

"Uma cozinheira pode experimentar a consistência de uma massa pressionando-a entre o polegar e o indicador. Sem precisarmos olhar para o local, sabemos imediatamente onde nos cortamos ou onde o fio da meia está começando a correr. É possível sentir a umidade mesmo quando não estamos molhadas (por exemplo, quando lavamos louça com luvas de borracha), o que dá uma idéia da complexidade das sensações que constituem o tato", escreve Diane Ackerman. Esses receptores nervosos são os principais responsáveis pelas repercussões na pele do que se passa no corpo e na mente.

"Mais importante do que o corpo são seus significados e as mensagens que ele emite."

Coco Chanel, estilista que revolucionou o mundo da moda no século XX

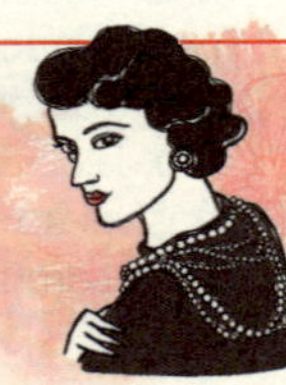

Espelho da alma

A face enrubesce quando estamos apaixonados ou com raiva. Na hora do nervosismo, perde a cor. A pele fica pálida, as mãos geladas e transpiramos mais do que o normal. A tristeza tira o brilho do rosto e evidencia as marcas de expressão. A pele é um dos órgãos mais influenciados pelo estado emocional da pessoa. Sentimentos felizes ou não se refletem nesse espelho.

Quase todo dia me deparo com situações que comprovam essa ligação entre a pele e as emoções. Calcula-se que pelo menos 40% das doenças que se desenvolvem ali estejam ligadas a transtornos psíquicos. Até mesmo uma queixa comum como a acne pode ter uma base emocional: problemas familiares, profissionais e afetivos servem de gatilho para a produção exagerada de óleo e conseqüente obstrução dos poros ou agravam a intensidade dos sintomas.

Ainda merecem destaque, no rol das doenças com forte componente emocional e a relação com o estresse:

* O vitiligo, que desbotou o rosto do cantor *pop* Michael Jackson, pode decorrer de tensão emocional. Ele aparece quando o sistema imunológico destrói os melanócitos, células produtoras de melanina. Em conseqüência, a pele é tomada por manchas esbranquiçadas.
* A psoríase, inflamação crônica que se caracteriza pela presença de escamas, às vezes avermelhadas ou só esbranquiçadas, acompanhadas de coceira e descamação. Surge preferencialmente nos cotovelos, joelhos, couro cabeludo e borda da testa na transição com os cabelos, quando o ritmo de renovação da pele se acelera, sendo sete vezes mais rápido que o normal, o que promove o acúmulo das crostas.
* A dermatite seborréica, que provoca descamação e coceira em áreas ricas em glândulas sebáceas: no couro cabeludo (onde ocasiona as irritantes caspas), orelhas, face e peito. Sabe-se, hoje, que seus surtos estão diretamente ligados ao estresse.
* A urticária, que deixa o corpo repleto de elevações semelhantes às causadas por picadas de inseto, provocando muita coceira. Quando se descarta a hipótese de alergia (a alimentos, remédios, tecidos etc.), a suspeita recai sobre o estresse e emoções tristes.

Por mais surpreendente que possa parecer, há casos de pessoas que produzem as próprias lesões, muitas vezes de tanto coçar um local com as unhas, remover as casquinhas dos ferimentos ou espremer espinhas. A chamada escoriação neurótica, assim como outros atos compulsivos que alvejam a pele e anexos (o hábito de roer unhas e cutículas e de morder os lábios), atinge sobretudo mulheres ansiosas ou com problemas de auto-estima.

Todas essas manifestações requerem uma avaliação médica personalizada para identificar as causas e orientar o melhor tratamento. "Cada corpo produz a sua doença e cada doença tem a ver com a história pessoal", esclarece a psicóloga Lilian Andrés. O processo terapêutico é conduzido, paralelo ao tratamento médico, de forma que o paciente perceba como suas emoções estão se refletindo na pele e mobilize suas forças para reagir de maneira diferente.

Vitrine do corpo

Quanto mais saudável uma pessoa está, mais vitalidade transparece na sua pele. Bem nutrida e hidratada, ela se apresenta macia e brilhante. O oposto também é verdadeiro. Doenças roubam a cor e a saúde do rosto. Tanto que a face costuma trazer pistas para o diagnóstico de várias alterações orgânicas. Irritações, manchas, caroços e mudanças de tonalidade podem sugerir a ocorrência de distúrbios.

O rosto é uma das primeiras partes do corpo a acusar a falta de vitaminas na alimentação. A rachadura no canto dos lábios, por exemplo, é um sinal clássico de falta de vitamina A. Manchas vermelhas que coçam e descamam (eczema), quando não decorrem de uma irritação ou processo alérgico local, podem ser outro indício de carência nutricional, além de estresse. Unhas e cabelos, duas variações do tecido cutâneo, também sofrem com a falta de vitaminas. As unhas ficam quebradiças, os fios perdem o brilho, sua queda se intensifica.

A palidez incomum pode denunciar anemia, baixa concentração de hemoglobina — molécula dos glóbulos vermelhos que transporta oxigênio aos tecidos e é constituída sobretudo por ferro. Na falta desta, as células não recebem o oxigênio necessário à sua atividade. Daí sobrevém cansaço, queda na resistência, tontura.

Às vezes, porém, o que está em curso é um distúrbio ainda mais grave. A palidez excessiva e repentina pode ser indício de uma crise de diabetes, provocada por altas taxas de açúcar no sangue. Já a pele muito corada e quente, sem relação com aumento de temperatura, exposição ao sol ou esforço físico acentuado, levanta a suspeita de hipertensão arterial, aumento na pressão sanguínea que eleva o risco de infartos e derrames.

Descartadas as noites maldormidas, olheiras podem ser causadas por desnutrição, desidratação ou, ainda, hipotireoidismo — distúrbio em que a tireóide trabalha em ritmo lento, produzindo menos hormônio do que o normal —, provocando desânimo, fraqueza, sonolência, diminuição da memória e ganho de peso.

A pele sofre, ainda, quando o intestino não funciona bem. A prisão de ventre leva à retenção de impurezas, que deveriam ser eliminadas. Isso causa ressecamento e crescem os riscos de acne e irritações. Tal relação é tão comum que sempre pergunto do intestino quando estou diante desses sintomas.

Os hormônios femininos também afetam o segundo maior órgão humano. Uma pesquisa realizada na Universidade de St. Andrews, na Inglaterra, reuniu provas científicas do que observo no consultório: as mulheres ficam mais belas e atraentes quando os seus níveis hormonais estão elevados. Os cientistas britânicos fotografaram 59 voluntárias entre 18 e 25 anos, semanalmente, durante seis semanas. Para cada foto, colhiam uma amostra de urina e informações sobre o seu ciclo menstrual. Depois, as fotos foram classificadas por um grupo de 14 homens e 15 mulheres segundo critérios de beleza, aparência saudável e feminilidade. As imagens em que as mulheres foram consideradas mais belas haviam sido clicadas justamente no período em que o seu nível de estrogênio estava mais alto.

A escassez desse hormônio, por outro lado, também repercute na pele. As baixas dosagens nos anos ao redor da menopausa (parada da menstruação) atrapalham a produção de colágeno (*veja mais detalhes a respeito no capítulo 7*). Os níveis dessa proteína caem, o que acarreta redução da espessura da pele. Com isso, ela se torna mais ressecada e propensa a rugas.

Em todos os casos citados até aqui, não adianta apenas receitar um creme para melhorar a aparência local. É preciso, antes de tudo, reconhecer e decodificar os sinais que a pele emite — o que um médico competente sabe fazer. E daí estabelecer um tratamento integral, que corrija o distúrbio e suas manifestações na pele.

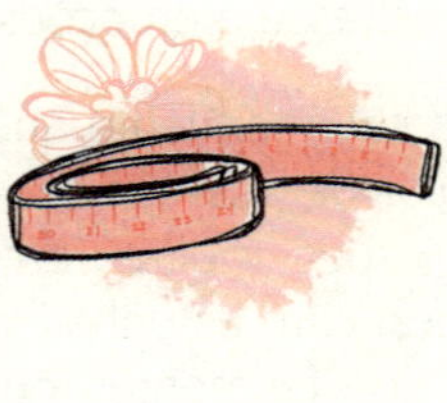

Capítulo 3

linha direta

Após seis anos de namoro, Luiza, 38 anos, executiva de uma multinacional, decidiu marcar a data do seu casamento, mas não estava convencida de que realmente amava seu noivo. Três meses depois de casar, teve uma briga feia com o marido e voltou para a casa da mãe. O marido foi atrás, tentando convencê-la de que estava cometendo uma loucura. A crise foi contornada e os dois reataram. Pouco depois, Luiza engravidou. Assim que o bebê nasceu, ela manifestou psoríase. Comecei a tratá-la com medicamentos, o que promoveu a melhora do quadro. Mas não por muito tempo. As escamas voltaram com mais intensidade. Tratei outra vez. Houve melhora seguida de nova recidiva alguns meses depois.

Aos poucos identifiquei um padrão: o problema se manifestava toda vez que ela se desentendia com o marido ou vivia outra situação de estresse. Expliquei que a doença devia ter uma base emocional e sugeri que iniciasse uma terapia para aprender a administrar esses períodos tensos de sua vida — o que ajudaria a manter a psoríase sob controle. Ela ficou surpresa, mas tratou de mudar de assunto e não acatou a sugestão.

Um novo desentendimento conjugal provocou uma crise tão intensa que a descamação e a coceira se tornaram quase insuportáveis. Expliquei novamente o peso dos desencadeantes emocionais no caso dela e voltei a falar em terapia. Foi aí que ela tomou consciência de que só os remédios (mesmo os modernos imunomoduladores) não seriam capazes de eliminar completamente o quadro. Trariam apenas melhoras passageiras. Embora resistisse à idéia de fazer terapia, dessa vez Luiza tomou uma atitude a seu favor. Para controlar o estresse, matriculou-se em uma escola de dança de salão e começou a fazer aulas duas vezes por semana. Empolgada com a nova atividade, conseguiu contagiar o marido, que passou a acompanhá-la. Aos poucos seu entusiasmo foi refletindo em sua pele. Os surtos de psoríase tornaram-se cada vez mais leves e espaçados e ela ficou bem.

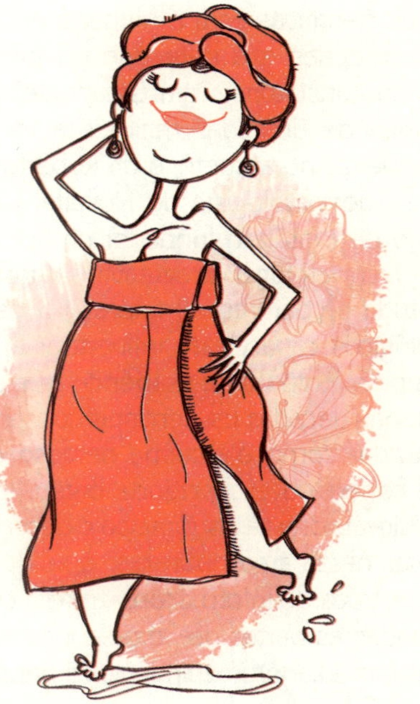

JÁ PERDI A CONTA do número de pacientes que passaram a ter problemas na pele depois de enfrentar uma situação estressante. Também acompanhei inúmeros casos em que o rosto adquiriu um brilho especial quando a pessoa atravessava uma fase positiva de sua vida. Esses exemplos revelam que as células da pele, de alguma forma, são informadas sobre as emoções predominantes e reagem de acordo com elas.

Intrigada, resolvi investigar como essas células tomam conhecimento da alegria e da tristeza. Quais seriam as explicações científicas para a "linha direta" entre as emoções e a pele que eu presenciava no consultório. Para isso contei com o auxílio de uma das maiores autoridades brasileiras no assunto, o dr. Roberto Azambuja, dermatologista do Hospital Universitário de Brasília e fundador da Sociedade de Dermatologia Integrativa – Brasil, que estuda o conjunto de fatores físicos e psicológicos capazes de influenciar a saúde da pele. Então fiquei sabendo que só nas últimas décadas os cientistas conseguiram elucidar como o sistema nervoso central se conecta a esse grande órgão. Este capítulo apresenta as principais descobertas feitas nessa área.

A troca de informações entre o cérebro e todas as partes do corpo é possível graças a mediadores químicos, os neurotransmissores. São eles os encarregados de conduzir mensagens de uma célula nervosa (neurônio) a outra, tanto por meio dos nervos e terminações nervosas espalhados pelo organismo como pela corrente sanguínea.

Alguns desses neurotransmissores são bastante conhecidos, como a serotonina, que participa do controle do humor, do sono e da ansiedade, entre outras funções. Um dos mais populares antidepressivos, a fluoxetina, destina-se a aumentar as concentrações da serotonina para aliviar os sintomas da depressão.

Há pouco mais de 30 anos, os cientistas localizaram uma nova e numerosa família de neurotransmissores formada por peptídios, isto é, cadeias mais longas de aminoácidos. Por serem produzidos no sistema nervoso, eles receberam o nome de neuropeptídios. Sabe-se hoje que esses mensageiros são fundamentais para a comunicação entre o corpo e a mente e, especificamente, entre as emoções e a pele. Tanto é que além de estarem presentes no sistema nervoso central, podem ser secretados pelas fibras nervosas existentes na pele.

O elo encontrado

O primeiro neuropeptídio identificado foi a endorfina – você já deve ter ouvido falar nessa substância, considerada o analgésico natural do organismo porque tem a capacidade de modular a dor, reduzir o estresse e produzir sensação de prazer. A descoberta coube à neurocientista e farmacologista americana Candace Pert, da Universidade John Hopkins, nos Estados Unidos.

Em 1972, a dra. Pert estudava com o professor Solomon Snyder — outro pioneiro da neurociência — o mecanismo pelo qual as pessoas se tornam dependentes da morfina quando encontrou receptores para este derivado do ópio no cérebro humano e em várias partes do corpo. Os receptores são locais nas células nervosas capazes de reconhecer um determinado composto. Podem ser comparados a fechaduras, que se abrem apenas com a chave adequada. No caso, a chave seria a morfina. Da interação entre os receptores e essa substância química, surgem efeitos como alívio da dor, sensação de prazer e euforia. A dra. Pert concluiu, então, que se havia tantos receptores para a morfina era porque o corpo deveria fabricar uma espécie de morfina própria. E assim chegou à endorfina.

Prelúdio de um grande achado

Antes que a descoberta da endorfina e dos demais neuropeptídios viesse comprovar a conexão entre o cérebro e cada célula do corpo, outras pesquisas sugeriram a existência de uma comunicação por meio da qual eventos da esfera psíquica seriam transmitidos aos órgãos e estruturas internas. O dr. Roberto Azambuja destaca os principais:

* Nos anos 1970, o psicólogo Robert Ader e o imunologista Nicholas Cohen, do Strong Memorial Hospital, de Rochester, nos Estados Unidos, fizeram uma experiência que teve grande repercussão: ofereceram a ratos de laboratório água com açúcar e adicionaram à mistura um medicamento contra câncer que suprime a imunidade e ainda provoca náuseas. Esse procedimento foi repetido várias vezes. Depois, quando os ratos passaram a receber apenas a água açucarada – sem nenhuma droga – não só continuaram a ter náuseas, mas suas defesas permaneceram inativas e muitos tiveram infecções fatais. A conclusão foi que o estresse da expectativa de sentir náuseas "desligou" o sistema imunológico desses animais. Seu cérebro obedeceu a uma sugestão, obtida por meio de condicionamento.
* Trabalhos posteriores revelaram que maridos que cuidavam das esposas doentes, em estado terminal, mantinham-se fortes até sua morte. Depois, ficavam tão tristes que muitos adoeciam e morriam. O achado sugeriu que, de alguma forma, as células orgânicas tomam conhecimento da tristeza.
* Foram analisados estudantes submetidos ao estresse que antecede as provas escolares. Amostras de sangue colhidas uma semana antes e duas depois dos exames revelaram que as células de defesa estavam com funções diminuídas às vésperas da prova e readquiriram a normalidade depois. Mais um indício de que as emoções têm impacto na saúde.

Três anos depois, os neurocientistas John Hughes e Hans Kosterlitz, da Universidade de Aberdeen, na Escócia, descobriram e purificaram mais um composto produzido no organismo, cujo efeito também era semelhante ao da morfina. Ele recebeu o nome de encefalina.

Prosseguindo seus estudos, a dra. Pert localizou outros mensageiros químicos que levam informações do cérebro para diversas partes do corpo. Demonstrou, por exemplo, que o sistema nervoso lança mão de neuropeptídios para controlar as glândulas incumbidas de produzir hormônios e as células que defendem o corpo humano e, em contrapartida, recebe informações desses locais também por intermédio de mensageiros químicos. Portanto, os três sistemas encarregados de preservar o equilíbrio orgânico (nervoso, endócrino e imunológico) estão em permanente comunicação.

A força do pensamento

Mas o melhor ainda estava por vir. As pesquisas revelaram que os pensamentos também têm a capacidade de ativar a produção de neuropeptídios. Eles promovem alterações no córtex cerebral, a principal estrutura do cérebro, que estimulam a fabricação desses mensageiros químicos. O interessante é que o tipo de composto sintetizado depende do teor do pensamento. Quem tem idéias pessimistas recorrentes inunda seu organismo de mensageiros com anúncios melancólicos de que a vida não vale a pena, e tais pensamentos podem prejudicar o funcionamento equilibrado das células.

"Por ação de pensamentos e, em seguida, de neuropeptídios, as células do organismo se comunicam o tempo todo", esclarece o dr. Roberto Azambuja. Esse sistema de interação entre os vários órgãos, batizado de rede psicossomática, não só possibilitou um avanço na compreensão das relações entre o corpo e a mente como também promoveu uma mudança de paradigma na medicina ocidental. Depois de ser dividido por séculos em duas partes estanques, o corpo e a mente, o homem passou a ser visto como um ser integral.

Quanto mais as pesquisas avançam, mais fica evidente que o estado mental pode influenciar a atividade das células orgânicas. Máquinas capazes de flagrar o cérebro em funcionamento, como os aparelhos de ressonância magnética, comprovaram esse achado. As imagens captadas mostraram que pensamentos, emoções e sensações são fenômenos físicos, isto é, produzem alterações visíveis em locais específicos do cérebro. Desse modo, a ligação entre mente e corpo não é algo etéreo e hipotético. Quase chega a ser palpável.

Verificou-se, então, que o impacto das emoções sobre a saúde é maior do que se supunha. A aproximação entre a medicina e a psicologia, que vinha se esboçando desde a década de 1970, ficou mais estreita. A medicina psicossomática começou a ganhar reconhecimento científico. E surgiu uma disciplina ainda mais ampla, cujas pesquisas se concentram nos mecanismos biológicos que as emoções podem ativar, a psiconeuroimunologia. Ela parte do princípio de que os transtornos psíquicos não são a causa, mas podem aguçar a tendência genética a determinados distúrbios.

O exemplo de Sandra, 40 anos, profissional liberal, casada, com dois filhos, talvez facilite a compreensão de como certas emoções favorecem o aparecimento de doenças. Uma noite, ela percebeu que seu garoto de 4 anos falava bastante durante o sono. Aquele fato começou a se repetir, o que a deixou muito preocupada. Levou o menino ao médico e obteve o diagnóstico de uma disritmia cerebral leve e sem maiores conseqüências para o desenvolvimento da criança. Mas ela não se convenceu. Desconfiava de epilepsia e temia que seu filho começasse a ter convulsões – o que, felizmente, não aconteceu. Nessa época, Sandra percebeu uma mancha esbranquiçada no tornozelo. Muito ocupada, não tomou qualquer providência.

Algum tempo depois, Sandra desentendeu-se com a família por causa de uma herança. E o que era uma mancha localizada se espalhou por seu corpo. Foi quando veio me procurar. Vi que se tratava de vitiligo e contei que algumas pessoas têm uma tendência à despigmentação da pele, freqüentemente desencadeada por fatores emocionais. Então Sandra me relatou as dificuldades que atravessava com o filho e a família. Expliquei como faria o tratamento (inicialmente à base de medicamentos e, se necessário, exposição à luz ultravioleta ou laser*), salientando que o resultado seria melhor se ela procurasse administrar, também, os fatores emocionais. Daí sugeri que procurasse apoio psicológico. Sandra concordou. A terapia a ajudou a lidar com a carga de problemas que enfrentava. E, aos poucos, as manchas começaram a ceder.*

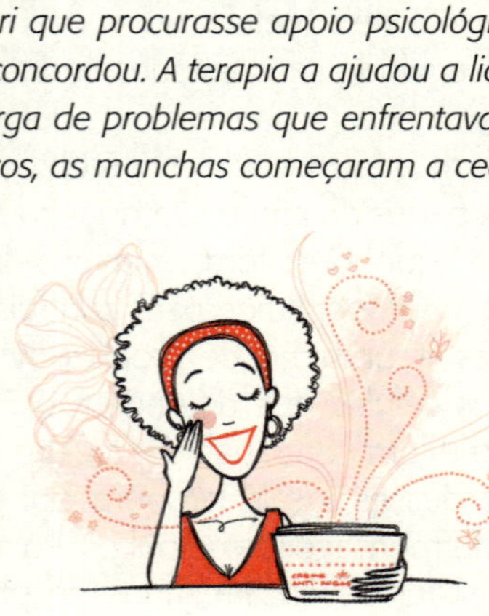

Diálogo permanente

Problemas emocionais com freqüência se manifestam na pele porque ela está perfeitamente integrada à rede de comunicação química estabelecida entre o cérebro e todos os órgãos. Os neuropeptídios chegam até esse tecido, por meio de nervos, terminações nervosas e vasos sanguíneos e afetam a resistência, a sensibilidade e o funcionamento das células que o compõem, como queratinócitos, melanócitos e fibroblastos, bem como de outras estruturas ali situadas: glândulas sudoríparas e sebáceas, células imunitárias etc.

Como os pensamentos estimulam a fabricação desses neurotransmissores, podemos dizer, então, que, a cada momento, a composição química da pele é influenciada pelo fluxo de pensamentos e emoções. E suas células não só reagem aos estímulos recebidos como devolvem informações. "Elas são capazes de produzir muitas das mesmas substâncias que o cérebro fabrica. É como se falassem a mesma língua", compara o dr. Roberto Azambuja.

Desse modo, ocorre um diálogo permanente entre as células cerebrais e as da pele, intermediado por neuropeptídios. O cérebro é avisado de tudo que se passa ali e a pele toma conhecimento do estado mental, dos pensamentos e sentimentos. É por isso que ansiedade, euforia, tristeza, angústia e raiva, entre outras emoções, repercutem no rosto.

Ao equilibrar essas emoções, a tendência é que a alteração manifestada na pele fique atenuada ou até desapareça – por isso, para tratar o vitiligo de minha paciente não me limitei aos remédios, mas também sugeri que iniciasse uma psicoterapia.

Se essa estrada tem mesmo mão dupla, não só o estado mental afeta a pele, mas o inverso também é verdadeiro: ao tratar a pele, seria possível alterar o estado mental. Esse conceito foi a base para a criação dos neurocosméticos, apelidados de "cremes da felicidade", porque além de agirem localmente, neutralizando o estresse, teriam a capacidade de aumentar a sensação de bem-estar. Só que esse efeito ainda não foi comprovado.

Tais produtos contêm neuropeptídios ou substâncias que estimulam a sua produção pelas células cutâneas. É o caso das fitoendorfinas, versão vegetal das endorfinas, e dos polifenóis extraídos do cacau, chá-verde, uva, acerola, abacaxi e café, que ativam a produção de beta-endorfinas. Apesar do apelo atraente, os estudos com neurocosméticos são recentes e os resultados ainda estão aquém das expectativas. Portanto, antes de optar por um produto, é melhor buscar a orientação de um dermatologista.

"Ter alegria nas coisas da vida é o melhor cosmético da mulher."

Rosalind Russel, atriz americana, diva do cinema nos anos 1940, 1950 e 1960

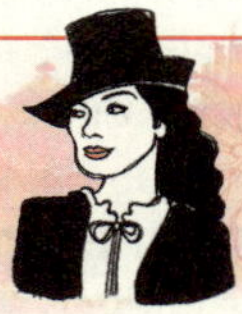

Estresse, o grande vilão

Todas as armas contra o estresse são muito bem-vindas porque ele é um dos piores inimigos da beleza. Por ser um órgão extremamente enervado, a pele sofre de forma bastante expressiva os efeitos das alterações químicas cerebrais provocadas pelo estresse.

Os neuropeptídios produzidos sob estado de tensão podem alterar o funcionamento de suas células e até desregular as estruturas imunológicas presentes ali. Resultado: cai a resistência contra agressores internos e externos; a pele fica mais sujeita a inflamações e a danos celulares. E como se não bastasse, o estresse ainda aumenta a produção de radicais livres, partículas altamente lesivas a esse tecido, uma vez que agridem as células. Tudo isso contribui para acelerar o aparecimento de rugas e flacidez.

Pesquisadores da Universidade da Califórnia documentaram que o estresse realmente envelhece. A equipe da psicóloga Elissa Epel examinou células imunológicas de 58 mães de 20 a 50 anos, 39 das quais cuidavam de filhos com autismo, paralisia cerebral ou outras deficiências. O principal indicador da idade celular é o telômero, um tipo de capa com a função de preservar a integridade do nosso DNA (molécula no formato de dupla hélice que abriga o nosso código genético e está presente em todas as nossas células). A cada divisão celular, os telômeros encolhem até atingirem um ponto crítico, quando as células param de se reproduzir e morrem.

O trabalho americano demonstrou que sob efeito do estresse, os telômeros diminuem rapidamente. O ritmo desse encolhimento foi mais intenso nas mulheres que se desgastaram ao prestar cuidados intensivos aos filhos deficientes, e até dez vezes maior naquelas que reconheciam viver sob alto nível de tensão, num claro indício de que a percepção do estresse pode acelerar ainda mais o envelhecimento e de que o estado psicológico influencia a longevidade. As mulheres estressadas apresentaram, ainda, altas taxas de radicais livres.

A autora da pesquisa chegou à conclusão de que uma atitude mais serena diante de aspectos da vida sobre os quais não se tem controle ajuda a preservar a juventude por mais tempo. Eu assino embaixo. Aprender a controlar o estresse é fundamental para a beleza e a saúde (*no capítulo 6 apresento sugestões para atingir esse objetivo*).

Quem também apóia essa orientação é o dr. Deepak Chopra, autor de vários livros sobre ioga e medicina ayurvédica que fizeram dele o maior divulgador no Ocidente da tradicional medicina da Índia. Segundo o médico, o estresse promove a liberação de hormônios que fazem o corpo e a mente trabalharem mais rápido. Todos os mecanismos são acelerados, inclusive os associados ao envelhecimento, por isso é importante cultivar o hábito da tranqüilidade e o equilíbrio emocional.

Outros trabalhos identificaram taxas mais elevadas de cortisol na saliva de pessoas que se declaram mais estressadas e com menor controle da própria vida, informa o dr. Alexandre Ottoni Kaup, neurologista e doutor em medicina pela Universidade Federal de São Paulo. O cortisol é um hormônio que ocasiona queda nas defesas, produzido pela supra-renal quando estamos sob efeito da tensão.

Por outro lado, pessoas que reportam altos níveis de bem-estar e contentamento possuem em circulação menores quantidades de cortisol e citocinas inflamatórias, proteínas responsáveis pelos sintomas da inflamação (na pele acarretam vermelhidão, inchaço, coceira e dor). Sabe-se que a alta produção de citocinas aumenta o risco de distúrbios cardiovasculares, o que representa uma ameaça para o coração. Portanto, o estresse constante é lesivo para a pele e a saúde em geral.

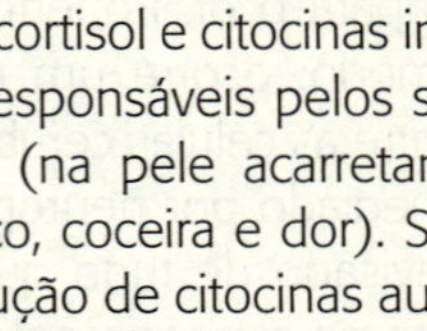

Recado da autora

Agora que você já conhece o estrago que o estresse pode causar, pense duas vezes, respire profundamente ou conte até dez antes de ter uma reação explosiva. Nos instantes de agressividade explícita, o cortisol chega a ser secretado até 20 vezes mais do que o normal e a produção de radicais livres se intensifica. Mas nada de cair no extremo oposto: engolir sapos e guardar a raiva. O mais saudável é o "comportamento assertivo", que é o meio termo entre a passividade e a agressão: ter mais domínio de suas reações e não permitir que estímulos externos controlem a sua vida.

Por outro lado, as emoções e os pensamentos positivos têm efeito benéfico. Um trabalho desenvolvido na Universidade de Kentucky, nos Estados Unidos, demonstrou de forma contundente como favorecem a saúde e a longevidade. Por 15 anos, o professor de neurologia David Snowdon acompanhou 678 freiras entre 75 e 103 anos de idade de uma congregação espalhada por sete cidades americanas para estudar as causas do mal de Alzheimer, doença neurológica progressiva que ocasiona esquecimentos, alterações de comportamento e aos poucos limita a capacidade de realizar atividades cotidianas como, por exemplo, ir até a padaria.

Ao longo da pesquisa, o neurologista encontrou 200 diários escritos por essas religiosas quando tinham, em média, 22 anos. Snowdon assinalou as palavras usadas para registrar emoções positivas como felicidade, amor, gratidão e esperança e as que descreviam sentimentos negativos como tristeza, indecisão e vergonha. Fez as contas e concluiu: as freiras que preferiam as expressões positivas entraram na velhice com mais saúde e viveram de seis a dez anos além das demais.

Cientistas da famosa Clínica Mayo, em Minnesota, nos Estados Unidos, chegaram a resultados semelhantes. A equipe levantou fichas de 839 pacientes submetidos a testes de personalidade entre 1962 e 1965: 124 eram classificados como otimistas, 197 como pessimistas e 518 como mistos. Trinta anos mais tarde, 723 desses pacientes foram localizados e se verificou a quais grupos pertenciam, vivos e mortos. O índice de sobrevivência foi 19% maior entre os otimistas, que ainda apresentavam uma saúde melhor. "A maneira como você percebe os fatos ao redor tem um impacto na sua longevidade e na sua qualidade de vida", disse o principal autor do estudo, o psiquiatra Tohihiko Maruta.

Quando os pensamentos negativos se repetem com freqüência ou persistem, como se observa na depressão, a eficiência do raciocínio é afetada, pondera o dr. Alexandre Kaup. Por isso, indivíduos pessimistas tendem a ver o lado negativo das pessoas, das relações e das situações cotidianas, criando um sistema de alimentação do cérebro baseado em informações negativas. E isso repercute, também negativamente, em todo o organismo. Já a situação contrária, enfrentar os fatos da vida com uma visão positiva, alimenta a disposição para encarar situações novas e desafiadoras. "O que acelera o envelhecimento é a falta de desafios, planos e atitudes positivas diante da vida", diz o neurologista.

Felicidade, um santo remédio

O que nos interessa, particularmente, são os mensageiros encarregados de conduzir emoções positivas, as psiconeuroendorfinas celulares da pele. Para compreender melhor como elas atuam, resolvi estudar a felicidade.

Em busca de pesquisas rigorosas sobre o assunto, deparei-me com o trabalho de Stefan Klein, premiado físico, filósofo, jornalista e escritor de Berlim, na Alemanha. No livro *A fórmula da felicidade*, ele apresenta descobertas recentes da neurociência e mostra que é possível produzir emoções positivas, harmonia e bem-estar a partir do conhecimento do cérebro. Eis algumas de suas conclusões:

* A felicidade é muito mais do que um sentimento abstrato ou apenas e tão-somente a ausência de tristeza. Foram encontradas provas químicas de sua "presença". Existem no sistema nervoso circuitos de neurônios, com neurotransmissores específicos, para veicular os sentimentos agradáveis.
* As circunstâncias influem menos no bem-estar do que supomos. Grandes estudos populacionais mostram que a alegria de viver não é questão de idade, sexo, Q.I. ou conta bancária. O problema foi elucidado pelo filósofo francês Voltaire: muitos procuram a felicidade como o bêbado que procura sua casa e não a encontra, embora saiba que ela existe. Se os sentimentos positivos estão no cérebro e as circunstâncias externas pouco influenciam o bem-estar só há uma explicação para essa contradição: ao buscarmos a felicidade tropeçamos nas nossas próprias pernas.
* Ao longo do processo de evolução, o cérebro passou a privilegiar as informações negativas. Quando uma situação

Ser feliz, um exercício diário

A felicidade não depende de gestos grandiosos. Pequenas ações podem reforçar os circuitos nervosos geradores de sentimentos positivos e iniciar um ciclo de boas mudanças na sua vida. Eis algumas sugestões:

Cultive o bem-estar — Passear no parque, ter momentos de lazer, ouvir músicas agradáveis, relaxar, dormir, ver uma comédia romântica, viajar, ter amigos, brincar com uma criança, amar e ser amado, ter uma família, ter uma fé. Tudo isso revigora o sistema nervoso. Cada pessoa precisa descobrir o que lhe proporciona sentimentos agradáveis.

Leia mensagens positivas — Frases pessimistas induzem à melancolia. Portanto, o ideal é ler e observar coisas prazerosas e, assim, estimular o cérebro a liberar neuropeptídios que promovem a paz, a harmonia. Evite sobrecarregar-se com filmes e relatos de tragédias.

Pratique exercícios físicos regularmente — A prática estimula a produção de mensageiros ligados ao bem-estar como as endorfinas e a serotonina, melhorando sobretudo o ânimo. Segundo o dr. Alexandre Kaup, os exercícios beneficiam mais o sexo feminino. Estudos mostraram que o prazer após a atividade física é 20% superior nas mulheres.

Reconheça seus limites — O dia-a-dia corrido, cheio de afazeres e cobranças de resultados, muitas vezes desconsidera o fato de que fazemos parte da natureza, e que, assim como as árvores, temos necessidade de momentos de pausa, salienta o dr. Alexandre Kaup. A observação das estações do ano nos faz lembrar que uma árvore não produz frutos o ano todo e que certas flores só aparecem em algumas épocas. Reconhecer os limites é fundamental para encontrarmos nosso equilíbrio. A vida não é uma corrida em que todos partem do mesmo ponto e devem cruzar, juntos, a mesma linha de chegada.

Abra-se para a felicidade — É difícil acreditar que coisas boas surjam aparentemente do nada. Mas se você deixar a porta aberta, essas experiências podem acontecer. Esteja receptiva para acolher os bons momentos que aparecerem em sua vida.

combina medo e alegria, o primeiro tende a prevalecer. Foi a solução encontrada para que o corpo pudesse reagir prontamente às mensagens de perigo e, graças a isso, salvar a vida em diversas ocasiões.

* Experimentos comprovam essa tese. Num deles, 20 ratos foram colocados dentro de uma gaiola eletrificada, mas a eletricidade só foi ligada depois que os animais estavam lá dentro. A porta da gaiola foi instalada de modo que fosse difícil abri-la. Apenas dois dos 20 ratos conseguiram vencer a dificuldade para abrir a porta e saíram. Depois, com os 18 ratos que sobraram, o pesquisador aumentou a potência do choque na gaiola e deixou a porta totalmente aberta. Mesmo assim, nenhum dos animais se atreveu a sair. Isso significa que os ratos se adaptaram ao estímulo negativo. O mesmo acontece com o nosso cérebro. Ele se acomoda mais facilmente a pensamentos negativos, logo é muito mais fácil acontecer a infelicidade do que a felicidade. Esta última tem que ser construída.

* Se fizermos um esforço, os pensamentos e sentimentos positivos são capazes de afugentar os negativos. "As alegrias e os prazeres podem fazer frente às emoções negativas como o vento dissipa as nuvens", escreve Stefan Klein no livro já citado. Para isso, é preciso fortalecer os circuitos nervosos que geram pensamentos positivos e inundam o corpo de endorfinas, os mensageiros do relaxamento, da tranqüilidade e da harmonia, aliados da saúde e da jovialidade. Assim, poderemos viver momentos felizes com mais freqüência e prolongar a alegria que eles trazem.

Talvez você esteja se perguntando: como é possível fortalecer os circuitos nervosos geradores de sentimentos positivos? Saiba que o cérebro pode ser treinado para reagir diferentemente. Uma de suas características mais notáveis é a plasticidade, isto é, a capacidade de continuar evoluindo, mesmo na idade adulta.

Aí vai uma pista de como você pode começar a treinar seu cérebro.

Viver com a mente alerta

Os cientistas conseguiram esclarecer como a mente age sobre o corpo, informa o dr. Roberto Azambuja. A cada momento ou ela é tomada por diálogos internos ou se mantém em estado de alerta, o que se reflete sobre cada uma de nossas células.

Na maior parte do tempo, a pessoa trava diálogos internos. Mergulha em pensamentos, emoções, imagens e sensações e conversa consigo a respeito. Dependendo do sistema de crenças de cada um, esses diálogos podem levar a estados bioquímicos positivos ou negativos. No primeiro caso, quando predominam palavras de estímulo, bondade e otimismo, essas conversas geram relaxamento e emoções prazerosas, que propiciam o equilíbrio interno e a saúde. No segundo caso, em que prevalecem palavras de desânimo, maldade e pessimismo, induzem ao estresse e à inquietude, causando desarmonia e doenças.

O outro estado é a mente alerta. Ocorre quando cessam os diálogos internos e a mente se fixa no que está acontecendo naquele momento: no que você está vendo, na tarefa que está realizando, na sua respiração. Esse estado compõe-se de três etapas: atenção, concentração e meditação.

Segundo o dr. Roberto Azambuja, quando a pessoa conserva o estado de mente alerta tem a capacidade de modificar os pensamentos que compõem os diálogos internos, de modo que a balança penda para o lado positivo, em vez de ficar ao sabor de pensamentos, ora positivos, ora negativos, que fazem seu corpo alternar entre situações de bem-estar e de mal-estar, entre a harmonia e o desequilíbrio, entre a saúde e a doença. Por isso, cada vez mais a ciência reconhece o valor de práticas como relaxamento e meditação, que mantêm a pessoa nesse estado. Aprender a viver com a mente alerta é um caminho para sustentar a saúde, a beleza e a longevidade.

Praticar o bom humor

Há também outra maneira de ativar as psiconeuroendorfinas celulares da pele: colocar mais bom humor nos seus dias. A tradicional medicina indiana diz que o objetivo da vida é a expressão da felicidade. Diversos trabalhos feitos no Ocidente nas últimas décadas mostram que os antigos sábios hindus estavam certos. O riso pode ativar o sistema imunológico, elevar o limiar da dor, aliviar a depressão.

A escritora e tradutora gaúcha Lya Luft também defende os benefícios do bom humor em uma tese qualificada por ela de "minha pequena heresia". Reproduzo suas palavras: "Eu acho que uma das coisas que anda faltando além de emprego, decência e tanta coisa mais, é alegria. A gente se diverte pouco. Andamos com pouco humor. Érico Veríssimo, velho amigo amado, uma de minhas mais duras perdas, me disse quando eu era muito jovem: 'Lya, em certos momentos, o que nos salva nem é o amor, é o humor'. Um riso bom ou um sorriso terno em meio a toda crueldade, falsidade, hipocrisia, violência de acusações abjetas, calúnias vis, de corrupção escandalosa, de desagregação familiar melancólica, de mentira secreta e venenosa podem nos confortar e devolver a esperança".

Portanto, aproveite todas as oportunidades de rir. E proporcione a si mesma momentos alegres. Veja comédias, ouça piadas, divirta-se com os amigos! Rir exercita os músculos da face, ombros, diafragma e abdômen. Aumenta a respiração, a atividade cardíaca e a circulação, melhora o aporte de oxigênio aos tecidos. Com a vantagem de que depois há um relaxamento completo, que confere paz e bem-estar.

Se não puder rir, ao menos sorria: o simples fato de utilizar os músculos da face para sorrir é um sinal para o cérebro liberar mensageiros químicos benéficos. O que você está esperando?

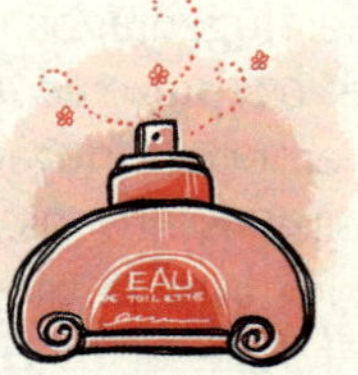

Capítulo 4

amar
rejuvenesce

Camila, 30 anos, era uma paciente difícil. Todas as vezes reclamava da recepção, do café, do atraso, de tudo. Entrava e saía reclamando. Queixava-se, também, dos tratamentos – embora estivessem causando uma melhora progressiva na sua pele. Mas ela não conseguia perceber esse avanço. Na avaliação de Camila, sua pele nunca estava boa. Um dia, ela entrou no consultório silenciosa, serena e muito mais bonita. Irradiava beleza até no andar. Brinquei com ela, dizendo: "Você não vai reclamar de nada hoje?" Ela abriu um sorriso. Não tive dúvidas e comentei: "Parece que você está apaixonada". Surpresa, ela perguntou: "Como você adivinhou?"

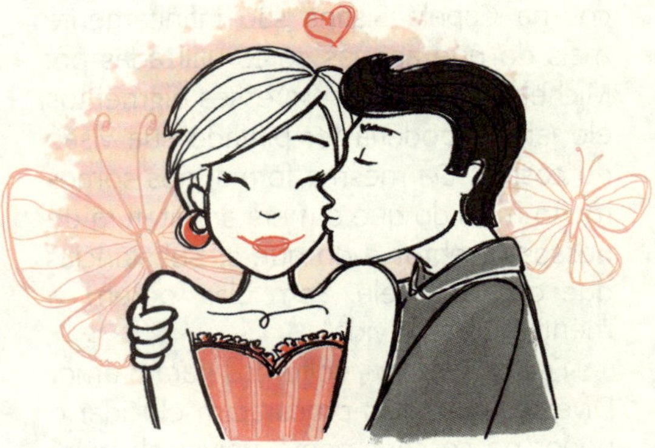

NÃO FOI PALPITE, INTUIÇÃO, sexto sentido. A explicação "tava na cara", como se costuma dizer. Essa foi mais uma das diversas oportunidades que tive de observar como a aparência e não só as atitudes de uma pessoa se modificam quando ela está apaixonada.

Já sabemos de que modo as emoções se refletem na pele: alteram a química cerebral, estimulando a produção de mensageiros que informam as células sobre o que se passa. Mas nenhuma exerce efeito tão contundente quanto o amor. Disse a atriz francesa Jeanne Moreau: "A idade não protege você do amor. Mas o amor, de certa forma, protege você da idade". De fato, o amor pode fazer maravilhas pela beleza e a saúde. Amar deixa a pele revigorada, a expressão satisfeita. Rejuvenesce!

Para entender como isso acontece, resolvi investigar a ação do amor sobre o cérebro humano. E descobri que ele ativa a produção de neurotransmissores promotores da felicidade, da harmonia e do bem-estar. Tais compostos fortalecem as defesas orgânicas, atrasam o relógio biológico, estendem a longevidade.

Neste capítulo, você conhecerá as principais substâncias que compõem a química do amor. Primeiro, as que entram em cena quando nos apaixonamos por alguém (amor romântico). Na seqüência, as que inundam nosso cérebro quando amamos um amigo, um familiar. Os trabalhos científicos têm comprovado o que disse o cantor e compositor mineiro Milton Nascimento: "Qualquer maneira de amor vale a pena".

Mas, antes de prosseguir, quero fazer uma ressalva. Embora tenham uma participação importante, os mediadores químicos não controlam tudo o que diz respeito ao mais nobre – e complexo! – dos sentimentos. Nem poderiam. Afinal, os seres humanos não são "meros fantoches comandados por moléculas", como salientou o físico alemão Stefan Klein.

A vida interior das pessoas e os neurotransmissores, segundo esse cientista, podem ser comparados à obra de arte e aos materiais de que ela é feita: "Os afrescos na Capela Sistina são infinitamente mais do que apenas cores utilizadas por Michelangelo. Mas, sem esses pigmentos, ele jamais poderia ter pintado sua visão do cosmo. Da mesma forma, nós somos muito mais do que a mera arquitetura de nossos cérebros e do que as substâncias que circulam nele. Sem elas, porém, a mente não teria vida".

Feita a ressalva, voltemos para o amor. Diversos cientistas procuraram elucidar o poder desse sentimento universal: manifesta-se em todas as raças, culturas e nações, do Oriente Médio à Amazônia, da Europa à Oceania. Antropólogos localizaram provas do amor romântico – canções, poemas e histórias que atravessaram séculos – em 147 de 166 povos dos mais variados cantos do planeta.

Três estágios diferentes

Entre os cientistas empenhados em desvendar os mecanismos do amor, destaca-se a antropóloga nova-iorquina Helen Fisher, professora da Universidade de Rutgers. Ela estudou cérebros de homens e mulheres apaixonados, por meio de ressonância magnética, e definiu as regiões e circuitos nervosos ativados sob o efeito do amor. No livro *Por que amamos: a natureza e a química do amor romântico*, a antropóloga defende a tese de que, ao longo de milhões de anos de evolução, o ser humano desenvolveu três diferentes estágios do amor para orientar o acasalamento e a reprodução: luxúria, amor romântico e ligação. Os três são fenômenos neurológicos e bioquímicos claramente distintos, isto é, em cada um ocorre a produção de diferentes mediadores químicos cerebrais.

A **luxúria**, o anseio por recompensa sexual, surgiu para motivar nossos ancestrais a buscarem a união sexual com praticamente qualquer parceiro. O importante era garantir a perpetuação da espécie. Tanto nos homens quanto nas mulheres, esse comportamento está associado à testosterona. Pesquisas confirmam que em ambos os sexos, níveis altos desse hormônio estimulam o impulso sexual. Tanto que a testosterona tem sido fornecida após a menopausa para reacender o desejo de mulheres que perderam o interesse por sexo.

O **amor romântico** (batizado por outros pesquisadores de paixão) capacitou o ser humano a focar sua atenção em um só indivíduo por vez. Isso seria resultado de um estimulante natural, a dopamina, produzida no "porão" do cérebro, depois bombeada para outras regiões, ela é a responsável pela maioria dos "sintomas" típicos da paixão, em especial a sensação de euforia e bem-estar.

Há indícios de participação ainda da norepinefrina, substância derivada da dopamina, que em níveis crescentes também exerce efeito estimulante. Por outro lado, os estudos apontaram queda de 40% nas concentrações de serotonina. Seu papel no amor romântico não está claro. Cogita-se que baixos níveis desse mensageiro levariam a pensamentos persistentes sobre o ser amado.

A **ligação**, caracterizada pela sensação de calma, paz e segurança que se estabelece com um parceiro de longo prazo, evoluiu para motivar nossos ancestrais a amarem esse parceiro por tempo sufi-

A química do amor 1			
Estágio do amor	**Características**	**Mediador químico produzido**	**Efeitos**
Luxúria	Busca de união sexual (pouco importa o parceiro)	Testosterona	Aumenta a libido (desejo sexual)
Amor romântico	Atenção focada em uma pessoa, envolvimento emocional e romance	→ Altos níveis de dopamina → Altos níveis de norepinefrina → Baixos níveis de serotonina	→ Causa euforia e potencializa o prazer → Reforça a ação da dopamina → Traz pensamentos persistentes sobre a pessoa amada
Ligação	Relação calma, duradoura, cheia de companheirismo	→ Oxitocina (mulher) → Vasopressina (homem)	Ambos aumentam o interesse sexual e trazem sensação de fusão e plenitude durante o orgasmo

ciente, pelo menos, para criarem juntos uma criança. A ligação está relacionada à oxitocina na mulher e à vasopressina no homem, hormônios produzidos em grande parte no hipotálamo e nos órgãos genitais.

Segundo Fisher, a luxúria não leva necessariamente ao romance. Mas o inverso acontece com freqüência. Quando uma pessoa se apaixona, a alta produção de dopamina estimula a liberação de testosterona, o hormônio do desejo. Estudos observaram um aumento no desejo sexual de homens e mulheres que receberam medicamentos à base de dopamina para tratamento de depressão.

Poção do amor

A peça mais importante desse quebra-cabeça é a dopamina. O estudo da dra. Fisher, sobre cérebros de apaixonados, comprovou uma ativação das células encarregadas de produzi-la. Pesquisas com animais também mostraram que a elevação nos níveis desse mensageiro químico está relacionada à preferência por determinado parceiro. É o que acontece, por exemplo, com arganazes do campo, criaturas muito parecidas com o camundongo silvestre, que vivem em tocas no centro-oeste americano. Eles formam vínculos para criar seus filhotes. Cerca de 90% deles passam a vida toda com um só parceiro.

Em altas concentrações, a dopamina mantém a atenção focada e traz forte motivação para alcançar um objetivo. Também prepara o organismo para enfrentar situações novas, causando modificações na química cerebral que estimulam uma descarga de adrenalina e cortisol. Por isso, apaixonados relatam sensações como aumento de energia, hiperatividade, insônia, perda de apetite, tremores, coração aos saltos, respiração acelerada.

Mesmo com o hormônio do estresse em circulação, o efeito não é nocivo porque a dopamina tem a capacidade de potencializar as sensações de prazer e neutralizar as emoções negativas. Deu para entender por que tudo parece melhor e mais bonito aos olhos de quem ama? Tais informações positivas são repassadas para as células do nosso corpo, que repercutem também de modo positivo. Por isso a pele fica mais bonita.

A presença da dopamina também explica por que homens e mulheres apaixonados querem estar sempre ao lado do ser amado. O casal fica focado um no outro, muitas vezes excluindo tudo ao redor, até de modo obsessivo. A dependência e o anseio são sintomas de vício. Por isso, a dra. Fisher diz que o amor romântico é um vício, positivo quando retribuído, e uma fixação dolorosa quando rejeitado.

Novos laços

A alta produção de dopamina parece ter prazo de validade. Um trabalho dirigido pela psicóloga Donatella Marazziti, da Universidade de Pisa, na Itália, revelou que dura, no máximo, dois anos. Nas contas da professora Cindy Hazan, da Universidade de Cornell, de Nova York, que entrevistou 5 mil pessoas de 37 culturas diferentes, esse prazo é ligeiramente diferente: os seres humanos seriam biologicamente preparados para sentirem os arroubos da paixão durante 18 a 30 meses, tempo suficiente para que o casal se conheça, tenha um relacionamento íntimo e encomende um bebê.

"Eu me sinto mais bonita quando estou apaixonada. Você pode ver quando uma mulher ama. Pode sentir. Não é a felicidade porque ao se apaixonar você nem sempre fica feliz. É um sentimento muito especial que lhe dá confiança."

Catherine Deneuve, atriz francesa e musa do estilista Yves Saint Laurent

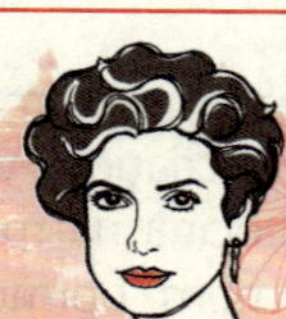

O amor romântico ativa regiões do cérebro semelhantes às mobilizadas por drogas como a cocaína, constataram os pesquisadores ingleses Andréas Bartels e Semir Zeki, do University College de Londres, na Inglaterra, depois de também analisarem cérebros de apaixonados por meio de ressonância magnética. Essas regiões são conhecidas no jargão médico por "sistema de recompensa". Os principais vícios, aliás, estão associados a níveis elevados de dopamina. Por essa razão, a separação dos apaixonados provoca tamanha crise e mal-estar comparável ao da síndrome de abstinência, que surge quando se tenta abandonar o álcool, cigarro ou qualquer droga da qual se tornou dependente.

Independentemente do tempo exato, o que se sabe é que a paixão se desvanece aos poucos. O fato tem sua razão de ser: o organismo entraria em exaustão se o amor romântico durasse indefinidamente. O cérebro do apaixonado fica desequilibrado. A excitação contínua decorrente das doses cavalares de dopamina poderia prejudicar o sistema imunológico, a memória e a concentração, entre outros danos.

Não se sabe exatamente como a tempestade provocada pela paixão é sufocada. Na visão da antropóloga americana Cindy Hazan, há três possibilidades: 1– as regiões que produzem e transportam a dopamina começam a distribuir menos desse mensageiro; 2– os receptores para estas substâncias que ficam nas terminações nervosas perdem a sensibilidade; e 3– os neurotransmissores no cérebro contra-atacam a química da paixão.

Restam ao casal, então, duas opções: ou se separa ou se habitua às manifestações mais brandas de amor – companheirismo, afeto e tolerância. "À medida que o amor romântico amadurece, com freqüência se expande em sentimentos complexos e satisfatórios de ligação: segurança, conforto, tranqüilidade, que produzem uma união enormemente intricada, interessante e emocionalmente recompensadora com outra pessoa", explica a dra. Fisher.

Dois neurotransmissores são decisivos para que a ligação se estabeleça: a vasopressina no homem e a oxitocina na mulher. Experimentos feitos pelo cientista americano Tom Insen, da Universidade de Emory, em Atlanta, com arganazes do campo comprovaram essa tese. Quando foi bloqueada a síntese de vasopressina no cérebro dos machos, eles pararam de formar vínculos e manifestaram um comportamento promíscuo. Nas fêmeas, esse efeito foi obtido controlando-se a produção de oxitocina.

Sabe-se hoje que a oxitocina e a vasopressina participam da vida sexual de várias espécies, inclusive a nossa.

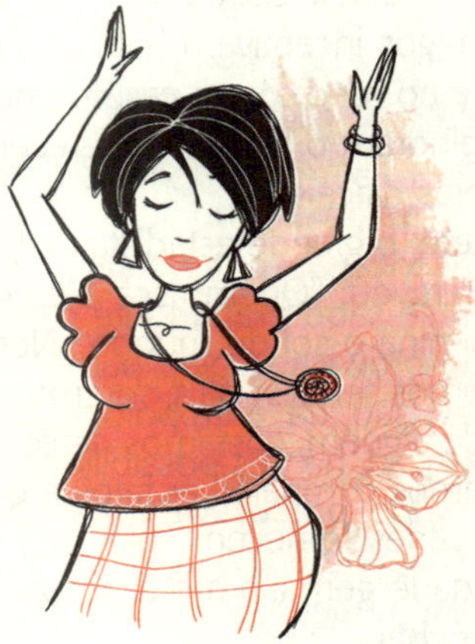

No ser humano, ambos são secretados em dois momentos decisivos: na fase das carícias e durante o orgasmo. Quando a relação sexual atinge o clímax, aumentam drasticamente os níveis de vasopressina nos homens e os de oxitocina nas mulheres. Supõe-se que tais substâncias contribuem para o senso de fusão e proximidade que os parceiros experimentam quando se relacionam sexualmente com quem amam.

Logo, a atividade sexual com afeto é considerada um dos melhores tratamentos de beleza não só por estimular a circulação periférica, o que torna a pele mais oxigenada e nutrida, mas também por despejar no cérebro uma torrente de substâncias benéficas.

Mas só a oxitocina e a vasopressina talvez não sejam suficientes para esclarecer por que algumas relações amorosas sobrevivem à rotina e à passagem do tempo. Ao entrevistar casais que estão juntos há mais de 20 anos e ainda se dizem apaixonados, a dra. Fisher localizou outro elemento decisivo para sustentar o vínculo: o bom humor. "Ele se baseia na novidade, no inesperado, o que faz subir os níveis de dopamina", informa. Portanto, o humor joga na relação pitadas desse neurotransmissor, que servem de tempero para a vida a dois.

Recado da autora

Um casal que está junto há anos pode incitar o amor romântico para ativar a produção de dopamina e se beneficiar da sensação de alegria e bem-estar trazida por esse neurotransmissor. Sabe como? Fazendo coisas novas juntos. Quando iniciamos uma tarefa estimulante e incomum, a produção de dopamina é ativada. A novidade desperta os centros de prazer do cérebro e contribui para preservar o clima de romance.

A química do amor 2		
Relação afetiva	**Mediador químico produzido**	**Efeitos**
Amizade	→ Endorfinas → Oxitocina e vasopressina → Serotonina	→ Sensação de bem-estar → Favorecem o contato social e o companheirismo → Simpatia e bom humor

A sensação de bem-estar decorrente dessas "injeções" de dopamina reverte em benefício pessoal e do casal, ao promover a circulação de mensageiros que concorrem para a saúde e a longevidade. E a beleza também sai ganhando.

"Amigo é coisa pra se guardar"...

Não só o amor romântico ativa a liberação de substâncias promotoras da felicidade. Outras relações afetivas podem fazer com que as pessoas experimentem momentos de paz, alegria e plenitude.

É o que acontece, por exemplo, quando a mãe amamenta seu bebê. A oxitocina também participa dessa vivência. Sabe-se hoje que além de dar início às contrações do útero no trabalho de parto e induzir as glândulas mamárias a produzirem leite, ela desencadeia uma transformação no cérebro feminino. Quando o mamilo da mãe é estimulado pela sucção do bebê, uma descarga de oxitocina mobiliza sentimentos agradáveis que contribuem para criar o vínculo afetivo entre mãe e filho, o que foi observado em um dos centros de pesquisa mais respeitados do mundo, o Instituto Karolinska, na Suécia.

A amizade também pode desencadear essa inundação de mensageiros químicos benéficos, por isso ficamos felizes, desarmados e plenos de confiança quando estamos na companhia de um amigo.

"O bem-estar produzido pela proximidade de pessoas íntimas pode estar relacionado principalmente às endorfinas", explica o físico Stefan Klein. Estudos sugerem, ainda, a participação da oxitocina e da vasopressina nessas relações mediadas pelo afeto. Outro neurotransmissor que, segundo o físico alemão, parece desempenhar uma função importante na gênese dos sentimentos de simpatia é a serotonina, que influencia positivamente o humor. Seja como for, os trabalhos nesse campo estão engatinhando. Há muito ainda a ser desvendado pela neurociência.

O que se sabe com certeza é que ter bons amigos favorece a longevidade. Uma pesquisa australiana realizada na Universidade Flinders acompanhou 1.500 voluntários com mais de 70 anos de idade ao longo de dez anos. A conclusão foi de que uma sólida rede de amizade ajuda a viver mais e melhor. Os autores comentaram que amigos incentivam hábitos saudáveis como ir ao médico em caso de necessidade, melhoram o humor e oferecem apoio nas horas difíceis.

Cícero, o grande estadista da Roma Antiga, escreveu: "Quem risca a amizade da vida elimina o sol do mundo". Nós, humanos, somos seres sociais, sorrimos ao ouvir a voz de alguém, gostamos de companhia, precisamos compartilhar fatos e emoções. As amizades fornecem solo fértil no qual a felicidade germina a e a beleza tende a desabrochar.

Fatores que preservam a saúde e a jovialidade

* Casamento feliz (ou relacionamento satisfatório).
* Satisfação no trabalho.
* Sensação de felicidade pessoal.
* Capacidade de rir com facilidade.
* Vida sexual satisfatória.
* Capacidade de fazer e manter amigos íntimos.
* Rotina diária regular.
* Rotina de trabalho regular.
* Tirar pelo menos uma semana de férias por ano.
* Sentir-se capaz de controlar a própria vida pessoal.
* Tempo de lazer agradável, hobby satisfatório.
* Capacidade de exprimir os sentimentos facilmente.
* Visão otimista de futuro.
* Sentir-se financeiramente seguro, viver de acordo com suas disponibilidades.

Fonte: dr. Deepak Chopra, *Corpo sem idade, mente sem fronteiras.*

Laços sociais adequados e intensos com amigos, familiares, pessoas do trabalho ou da comunidade e até animais domésticos amortecem as dificuldades cotidianas, suavizam os dissabores. Comprovei esse dado observando uma paciente minha.

Juliana, 39 anos, executiva, era uma pessoa triste, solitária, sem namorado e sem amigos. Veio ao meu consultório por causa de manchas na pele. O tratamento instituído começou a dar resultado lentamente. Mas ela não conseguia perceber melhora. Estava sempre amargurada. Um dia, ela ganhou um cachorro e sua vida mudou completamente. Ficou simpática e alegre. Parecia outra pessoa. Então os cremes começaram a surtir mais efeito. As manchas foram clareando depressa. É surpreendente como a companhia de um animal doméstico pode fazer tanta diferença!

Estudos recentes têm procurado desvendar o vínculo que se estabelece entre homens e cães. "A chave dessa amizade é que se trata de uma ligação puramente emocional", garante uma respeitada especialista em comportamento animal, a americana Patricia McConnell, autora do livro *Cães são de marte – donos de Vênus*.

Está comprovado: a companhia de um cão pode fazer bem para o corpo e a mente. Uma pesquisa realizada por neurocientistas da Universidade de Pádua, na Itália, revelou que a presença do animal de estimação contribui para evitar a depressão e o isolamento de idosos e até melhorar habilidades cognitivas (memória, concentração etc.). As brincadeiras partilhadas ajudam a relaxar, o que serve de antídoto contra o estresse.

A situação oposta, estar sempre sozinho, não ter nenhum companheiro (nem mesmo de quatro patas) para dividir os bons e maus momentos, acelera o envelhecimento. As emoções negativas podem ficar represadas dentro da pessoa, promovendo a liberação de mensageiros químicos nocivos, que eu chamaria de toxinas emocionais. Por isso, a solidão é um dos maiores problemas atuais.

Existem casos, porém, em que dou razão ao velho ditado do político americano George Washington: "Antes só do que mal acompanhado". Más companhias, pessoas que nos derrubam em vez de nos apoiar, causam mais estresse ainda. Conflitos permanentes são um veneno para o nosso bem-estar. Estudos conduzidos pela psiquiatra americana Janice Kielcot-Glaser e seu marido, o imunologista Robert Glaser, revelaram como brigas constantes prejudicam a saúde: quanto maior a hostilidade entre os casais, menor a eficácia do seu sistema imunológico. Exames feitos poucas horas após as discussões apontaram redução de leucócitos e anticorpos no sangue.

Antídotos contra a solidão

Algumas sugestões para investir nos relacionamentos e ao mesmo tempo fortalecer circuitos nervosos geradores de pensamentos positivos:

* **Ame mais** — Amar é cuidar e cuidar é amar, ensina a sexóloga e socióloga Maria Helena Matarazzo no livro *Amar é preciso*. No amor, as coisas mais simples são as mais importantes e uma das coisas mais simples é a amizade. Amar significa ser amigos íntimos, dividir bons e maus momentos, conversar sobre acontecimentos diários. O principal nessa hora não são as situações práticas, mas compartilhar o que sentimos e vivenciamos.
* **Desfrute da companhia de bons amigos**, pessoas que estejam na mesma sintonia que você e com as quais possa repartir suas experiências. Se a correria diária atrapalhar, reserve tempo na agenda. Marque encontro semanal, mensal, bimestral, como for possível. Mas faça. Não permita que os compromissos profissionais, sociais ou familiares a afastem dessa convivência preciosa.
* **Desabafe** — Quando algum distúrbio a deixar amedrontada, solitária ou infeliz, abra-se com um amigo, converse com um terapeuta, procure um grupo de apoio. Não tente bancar a durona. Isso não fará bem nenhum a sua saúde.
* **Demonstre que você gosta das pessoas** — O medo de ser rejeitado leva muita gente a se fechar ao contato e não demonstrar aceitação e interesse. Em conseqüência, os outros deixam de se aproximar, o que dolorosamente "confirma" a sensação de não ser querido, alertam a psicóloga clínica Maria Tereza Maldonado, especialista em terapia familiar, e o consultor americano na área de comunicações empresariais e governamentais Alan Garner, no livro *A arte da conversa e do convívio*. Para romper esse circuito, mostre que está receptiva à aproximação: sorria, mantenha uma postura corporal aberta (braços descruzados), toque, olhe nos olhos, balance afirmativamente a cabeça quando concorda com o que seu interlocutor diz.
* **Realize um trabalho voluntário ou comunitário** — Pode ser uma forma interessante de ajudar quem precisa, conviver com novas pessoas, dar vazão ao seu afeto, encontrar um novo sentido para sua vida. Há outras vantagens, apontadas por uma pesquisa da Universidade Harvard, nos Estados Unidos, com 2.700 pessoas: faz bem ao coração, ao sistema imunológico e aumenta a expectativa de vida. Um trabalho mais recente liderado pelo neurocientista brasileiro Jorge Moll Neto, pesquisador dos institutos nacionais de Saúde dos Estados Unidos, trouxe um achado ainda mais surpreendente: o altruísmo aciona o sistema de recompensa no cérebro. A ressonância magnética mostrou que bastava os voluntários pensarem em fazer uma boa ação para seu cérebro receber uma carga considerável de dopamina.
* **Arranje um bicho de estimação** — É uma forma comprovada de aliviar o es-

tresse, obviamente se você gosta de animais.

Costumo apresentar essas idéias para pacientes solteiras – mulheres adultas e independentes – que, às vezes, entram em pânico por não terem um marido ou namorado. Esse estado gera ansiedade, depressão, angústia e baixa auto-estima, sentimentos que aceleram o envelhecimento.

Procuro mostrar a elas que existem outras possibilidades. O mais importante é que continuem gostando de si, cuidando de seu corpo e de suas emoções. Isso mantém o equilíbrio que faz a beleza transparecer, atributo que um dia será percebido e valorizado por alguém.

Na verdade, ter uma relação afetiva com namorado, marido, amigos e familiares é muito positivo, mas a pessoa que realmente não pode faltar nessa história é você. Logo, o fundamental é amar a si mesma. Ter carinho pelo seu jeito de ser. Esse é o tema do próximo capítulo.

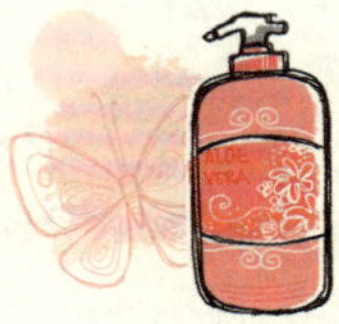

Capítulo 5

acenda sua luz interior

Daniela, 36 anos, promotora de eventos, mãe de duas filhas, ficou arrasada quando descobriu que o marido tinha um caso com uma de suas amigas. Assim que o encontrou já propôs a separação. O marido insistiu para que reconsiderasse. Argumentou que tinha sido apenas uma "falha técnica", um acontecimento isolado que nunca mais se repetiria.

Como ainda gostava dele, Daniela teve receio de se precipitar. Achou melhor dar um tempo e iniciou uma terapia. Queria entender onde havia "falhado" para o marido se envolver com outra mulher. "Devo ser uma pessoa horrorosa" – desqualificava-se, culpando-se pelo ocorrido, e sofria profundamente com esses pensamentos.

O processo terapêutico a levou a compreender que a traição não aconteceu porque estivesse feia ou gorda. Era uma mulher bonita, embora um pouco acomodada. Reconheceu que esse era o ponto-chave: tanto ela quanto o marido haviam se acomodado. À medida que foi recuperando a auto-estima, entendeu que sua felicidade não dependia do outro, mas dela própria. Então decidiu dar uma nova chance ao marido e lutar para reconstruir sua família.

Paralelamente, começou a cuidar-se melhor. Matriculou-se em um curso de canto, um sonho que vinha adiando há anos. Começou a fazer natação e iniciou um tratamento estético na minha clínica. "Vou investir em mim e no meu casamento", afirmou. "Não sei se vai dar certo, mas farei tudo o que estiver ao meu alcance."

Daniela passou por um processo fantástico de transformação física e crescimento pessoal.

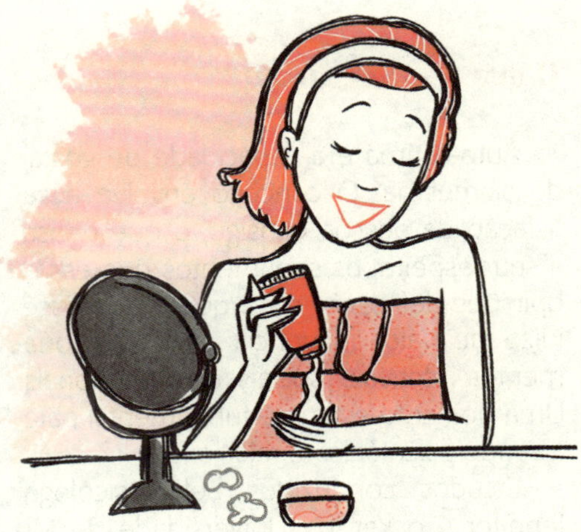

ACOMPANHEI OUTRAS PACIENTES QUE viveram experiências semelhantes. Todas ficaram mais belas, antes de qualquer coisa, porque resgataram o amor-próprio. O denominador comum foi o desenvolvimento da auto-estima.

Por isso, neste capítulo, trago dicas de ações, estratégias e atitudes para despertar, cultivar e melhorar a sua auto-estima e assim fazer brilhar a luz que há dentro de você. Em geral, as mulheres que permanecem atraentes por toda a vida mantêm essa luz acesa. O brilho vem do fundo do seu ser e resplandece em seu corpo, especialmente no olhar.

Antes, porém, faço uma reflexão sobre a importância da auto-estima e como sua falta embaralha a visão que a pessoa tem de si mesma, chegando, às vezes, a cometer exageros em busca de um ideal de beleza distante de sua realidade.

Para não cair nessa armadilha, convido a lançar um olhar sobre si mesma. Reflita: quem realmente você é? Está satisfeita com seu jeito de ser?

O amor-próprio depende muito menos da estética e muito mais da confiança que se tem na própria figura. Do carinho que dedicamos a nós mesmas.

O que é auto-estima

Auto-estima é a capacidade de gostar de si mesma. O conceito envolve a satisfação da pessoa consigo, o que pensa a seu respeito, os sentimentos que essas opiniões deflagram e de que modo esse juízo de valor influencia seus relacionamentos afetivos, sociais e profissionais. Uma boa auto-estima é fundamental para a saúde psicológica e relacional.

Estudos conduzidos pela psicóloga Jennifer Crocker, da Universidade de Michigan, nos Estados Unidos, revelaram que a auto-estima funciona como uma espécie de "sistema imunológico da consciência". Não protege contra eventuais sentimentos de tristeza e depressão desencadeados por uma situação crítica, assim como nossas células de defesa nem sempre conseguem impedir o ataque de um agressor, o vírus da gripe, por exemplo. No entanto, possibilita uma recuperação mais rápida e com poucas seqüelas emocionais. Exatamente o que observei em Daniela e em outras pacientes que deram a volta por cima.

Faço questão de salientar, contudo, que não significa ausência de vontade de mudar, melhorar, evoluir. Pelo contrário. Quem se aceita, valoriza e se respeita gosta de se cuidar e estar bonita, não para satisfazer olhares alheios, mas a si própria. Cultiva a beleza integral, baseada na estética individual e no equilíbrio pessoal. Não a beleza comparativa, que envolve concorrência, disputa, inveja, cobiça. "Cada corpo de mulher exige ser aceito nos seus próprios termos", afirmou a jornalista e feminista americana Gloria Steinem.

Quando as mudanças são feitas em nome da auto-estima – não em busca de uma perfeição inatingível –, o investimento em beleza, ginástica e dieta dá mais resultado. Ter respeito e amor-próprio faz com que a beleza interna se reflita exteriormente.

Recado da autora

Lembra-se da história do patinho feio? Enquanto ele se sentiu diferente e tentou desesperadamente se enquadrar, negou sua natureza e foi rejeitado. Até que finalmente entendeu que ser diferente não significava ser feio ou bonito. Descobriu que era especial à sua maneira. Logo, se você não está se encaixando como um pato, respeite o fato de ser um cisne.

A falta que ela faz

Há evidências de que esse bem-querer anda em falta atualmente. Na visão do psicólogo americano Maxwell Maltz, uma baixa auto-estima é como dirigir com o freio de mão puxado. Um grande número de mulheres segue pela vida sem soltar este freio.

Em recente pesquisa mundial, a psicóloga norte-americana Nancy Etcoff, da Universidade Harvard, nos Estados Unidos, e a psicanalista londrina Susie Orbach, da London School of Economics, na Inglaterra, aprofundaram as conclusões de uma investigação anterior (*citada no capítulo 1*), enfocando especificamente a auto-estima feminina. Para isso, entre as entrevistadas (3.300 mulheres de dez países, inclusive o Brasil), foram incluídas garotas de 15 a 17 anos, época vulnerável para a construção da auto-estima. Os achados não foram nada animadores:

* 92% das meninas nessa faixa-etária querem mudar algo no próprio corpo.
* 72% delas já deixaram de ir à praia, escola, trabalho, entrevista de emprego ou festa, devido a um sentimento negativo em relação à aparência.
* 97% dessas garotas acreditam que mudar algum aspecto físico melhoraria a auto-estima.

Alarmada com os resultados, uma das autoras, a psicanalista Susie Orbach, comentou: "A relação entre a satisfação física da mulher e sua auto-estima é evidente. Os efeitos negativos de um ideal estreito de beleza são dramáticos principalmente nas garotas". Depois fez um alerta para a necessidade de transmitir às adolescentes uma visão mais ampla do que é ser bonita. A pesquisa acentuou a importância de uma boa relação entre mãe e filha para evitar essas distorções.

O alerta é oportuno. Uma pesquisa de 1999, que virou referência no assunto, concluiu que a difusão de padrões estéticos muito rígidos pode induzir a práticas perigosas. A taxa de indução ao vômito feita por adolescentes nas Ilhas Fiji era de 3%. Após a chegada dos seriados da TV americana na região, esse índice pulou para 15%.

A procura da beleza idealizada, somada à baixa auto-estima, conduz ao aparecimento de vários distúrbios. É o caso da anorexia nervosa, transtorno alimentar caracterizado pelo medo intenso de engordar. Mesmo estando muito abaixo do peso, a pessoa recusa alimentação. Por mais que médicos, familiares e amigos digam que a pessoa está magra, ela se olha no espelho e se vê gorda, informa a psiquiatra Elisa Latuf, da Faculdade de Ciências Médicas da Santa Casa de São Paulo.

A busca da beleza a qualquer custo também favorece a bulimia nervosa, que se define por repetidos episódios de ingestão alimentar exagerada em volume e valor calórico, seguidos por práticas como forçar o vômito e abusar de laxantes ou diuréticos para se livrar dos excessos, esclarece a dra. Elisa Latuf. Nesse caso, as portadoras não chamam atenção pela magreza. Em geral, têm um corpo perfeito ou, no máximo, alguns quilos a mais. No entanto, preocupam-se com o peso de forma obsessiva. Passam o dia fazendo dieta até que de repente perdem o controle.

Muitos outros abusos podem ser praticados em nome da beleza. Na crônica *Loucas por um bisturi*, publicada na revista *Veja São Paulo* de 4 de outubro de 2006, o escritor e autor de novelas Walcyr Carrasco afirma ter observado um fenômeno: a existência de pessoas viciadas em cirurgias plásticas. Conta de uma amiga que faz em média uma intervenção por mês. "Já botou até maçãs no rosto. Silicone nos lábios. Não faz muito tempo apareceu em uma festa. Alguém perguntou: Quem é aquele travesti?"

Seria cômico se não fosse trágico!

Exageros à parte

Também tenho me deparado com um número crescente de pessoas dispostas a cometer loucuras para atingir uma beleza estereotipada, que não considera os atributos individuais. Insistem em fazer procedimentos sem necessidade. A maioria tem uma visão distorcida de si mesma, relacionada à baixa auto-estima.

Lembro de Denise, 40 anos, comerciante, bem tratada, com um visual ótimo. Aparenta-

va, inclusive, menos idade. Um dia ela se queixou de uma gordurinha no abdômen. Examinei sua barriga totalmente sarada. As curvas estavam nos lugares certos, não havia nada fora do lugar. Ela teimava em apontar a tal gordura invisível. Fiz de tudo para que mudasse de idéia. Mas não deu resultado.

Ela procurou um cirurgião plástico e convenceu-o a fazer uma lipoaspiração. Como não havia tecido para remover, restaram duas depressões no local. Um mês depois, Denise apareceu no meu consultório: queria que eu fizesse preenchimento para esconder aquelas depressões. Comentei que ela havia criado um problema onde antes não existia. Com uma "barriga de tanquinho", recusava-se a ir à praia. Agora, com aqueles dois buracos no abdômen, não colocaria biquíni de jeito nenhum.

Denise é vítima de um distúrbio muito prevalente, a dismorfia corporal, também chamada transtorno dismórfico corporal, síndrome do corpo dismórfico ou, ainda, dismorfofobia. Sua incidência chegou a tal proporção nos Estados Unidos que a Academia Americana de Dermatologia (*meeting* 2006) divulgou um questionário para os médicos fazerem diagnóstico prévio do quadro antes de iniciarem um procedimento. Uma vez detectada, a orientação é encaminhar o paciente para acompanhamento psicológico e só depois indicar um tratamento estético.

A dismorfia corporal se manifesta quando defeitos na aparência, imaginários ou levemente presentes, assumem proporções gigantescas. Temendo ser considerada feia, a pessoa se preocupa com eles de modo recorrente, insistente e obsessivo. "A maior parte dos indivíduos com esse transtorno vivencia um sofrimento acentuado acerca de sua suposta deformidade, descrevendo suas preocupações como 'intensamente dolorosas', 'um tormento' ou 'devastadoras'", escreve a psiquiatra Jocelyne Levy Rosenberg, formada pela Escola Paulista de Medicina/Unifesp, no livro *Lindos de morrer*.

O desconforto é tamanho que chega a prejudicar a vida profissional e social. A pessoa deixa de ir à escola por causa da acne, ainda que tenha pouquíssimas espinhas; tortura-se por causa de uma ruga suave, faltando a festas e encontros amorosos.

A pessoa se distancia do contato saudável com o seu corpo, observa a psiquiatra Elisa Latuf. Daí a importância do tratamento médico e também psicológico para ajudar a compatibilizar a imagem corporal (o auto-retrato que formou dentro de si) com a imagem refletida no espelho. "Quando a saúde mental se restabelece, os cuidados com a aparência e a vaidade tendem a voltar ao normal", informa a especialista.

Estudos feitos na última década permitiram compreender melhor a síndrome. Contudo, não se trata de doença moderna. Em 1891, o psiquiatra italiano E. Morselli já descreveu um quadro típico. Acredita-se, porém, que a valorização de um padrão exclusivo de beleza contribuiu para a disseminação desse distúrbio na atualidade.

Obviamente, nem todas as pessoas que procuram tratamento estético devem ser rotuladas como portadoras de dismorfia corporal. "Buscar melhorar a aparência é saudável e importante para a auto-estima", ressalta a psiquiatra Jocelyne Rosenberg.

Mas é preciso separar o normal do patológico. Normal é se cuidar por se querer bem. O patológico é perder de vista o próprio referencial.

Um dos indícios de que algo pode estar errado é fazer uso corriqueiro de técnicas que mudam radicalmente a aparência, chegando ao ponto, inclusive, de perder a expressão.

Sinais de perigo

Como saber se a importância dada a algum defeito não é exagerada? A psiquiatra Jocelyne Levy Rosenberg, oferece pistas para reconhecer a dismorfia corporal.

* A pessoa observa insistentemente a própria imagem no espelho. Ou, o contrário: evita espelhos ou superfícies onde possa ver sua imagem refletida.
* Conversa o tempo todo sobre a aparência.
* Perde muito tempo escolhendo roupas para sair. Corre o risco de se atrasar para os compromissos ou evitar situações se a avaliação a respeito da própria aparência não for favorável.
* Evita tirar fotos porque se acha horrível.
* Sente-se deprimida por conta da aparência.
* Acha que não vale a pena viver por causa da aparência "horrorosa".
* Evita sair de dia ou prefere sair à noite, para lugares com poucas luzes para encobrir o defeito que para ela é muito grave.
* Busca insistentemente tratamentos estéticos, cirúrgicos ou não, apesar de amigos e familiares dizerem que não são necessários.
* Nunca se satisfaz com o resultado, mesmo que os outros achem que ficou ótimo.
* Vive atenta às propagandas que prometem melhora na aparência e dietas milagrosas. Tenta tudo, mesmo correndo risco de saúde.

Atendi uma paciente que havia feito uma bioplastia em outra clínica. Esse método desenha novamente a estrutura do rosto. Ela achava seu queixo muito pontudo. Várias sessões deixaram seu rosto quadrado. De repente, ela se deu conta da transformação na fisionomia. Veio me procurar desesperada. Queria que eu removesse o excesso. Tirava uma foto do bolso e, chorando, me dizia: "Sou outra pessoa". Pude ver pela foto que ela era uma mulher bonita. Não precisava ter passado por tudo aquilo.

Esses procedimentos devem ser muito bem indicados e planejados a fim de evitar arrependimentos e a sensação de "perda da identidade". No caso da bioplastia, minha sugestão é fazer antes um teste com soro fisiológico; e só prosseguir se o paciente gostar do resultado.

Todas as vezes que recebo um pedido de transformação radical, avalio se o resultado favorecerá a harmonia dos traços. Em caso negativo, explico a situação. A maioria aceita minhas sugestões.

Alguns poucos se rebelam. Nesse caso, prefiro não fazer a comprometer o resultado – o que não impede o paciente de procurar outro profissional que se disponha a atendê-lo. Ou então proponho etapas: pequenas mudanças por vez.

Uma jovem de traços orientais me pediu para ter os lábios da atriz Angelina Jolie. Expliquei que não combinariam com o rosto dela. Ficariam grandes demais. Ela insistiu. Resolvi, então, colocar um pouco de preenchimento – bem menos do que ela solicitava. Os lábios, em geral, ficam inchados por alguns dias após o preenchimento. A paciente se olhou no espelho e não gostou do que viu. Ligou várias vezes reclamando que não queria mais aquela boca. Senti um alívio por não ter colocado tanto preenchimento quanto ela pretendia. Daí não seria possível tirar. Expliquei que o resultado definitivo apareceria dentro de al-

guns dias, pois a área ainda estava inchada. Uma semana depois ela voltou ao consultório, satisfeita.

Caminho seguro

É comum as pessoas realizarem modificações na aparência quando não atravessam uma fase boa. Trocam o corte ou a cor dos cabelos, começam uma dieta. Desse modo procuram movimentar a vida, renovar as energias, iniciar um ciclo de mudanças positivas. Considero uma providência válida, dentro de certos limites.

A auto-estima é o referencial para produzir mudanças que respeitem seu jeito de ser. Por isso, aqui vai uma dica importante: não se submeta a procedimentos agressivos ou que promovam transformação radical enquanto não estiver bem consigo mesma. Dê preferência a tratamentos mais suaves e reversíveis. Deixe as grandes transformações para períodos de maior equilíbrio emocional. Os resultados costumam ser mais compensadores.

Atendi uma mulher de 48 anos, cujo filho estava de casamento marcado. Não usava cremes nem fazia qualquer tratamento. Sua pele era razoável, apenas um pouco envelhecida. Quando perguntei em que poderia ajudá-la, respondeu: "Em nada, eu não quero fazer nada. Minha nora é quem quer".

A nora insistia para que ela injetasse alguns pontos de toxina botulínica e talvez fizesse um peeling *a fim de exibir uma aparência mais jovial no casamento. Só que essa mulher temia ficar roxa, marcada, inchada, com uma aparência artificial e pouco à vontade no dia da festa. Contentava-se apenas com uma bela maquiagem. Suas rugas não a incomodavam.*

Sugeri que resistisse aos apelos da nora. Um procedimento realizado contra sua vontade provavelmente daria errado. Não valia a pena correr o risco.

Um mês depois, fui ao casamento. Ela estava lá, radiante, com um lindo vestido verde e uma bela maquiagem. Passaram-se algumas semanas e ela veio me procurar no consultório. Declarou: "Agora estou bem e vou cuidar da minha pele". Aplicou a toxina, fez peeling *e tudo a que tinha direito. Fez e ficou feliz com a aparência rejuvenescida.*

"As pessoas, com freqüência, dizem que a beleza está nos olhos de quem vê. E eu digo que a coisa mais libertadora é perceber que você é quem vê. Isso nos fortalece para encontrar a beleza em lugares onde os outros não se atrevem a olhar, inclusive dentro de nós mesmas."

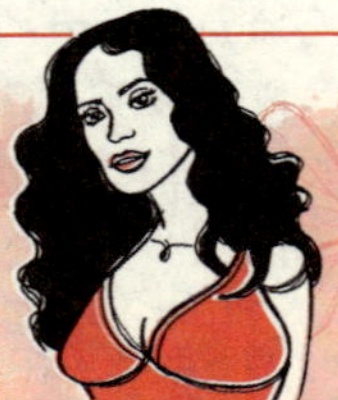

Salma Hayek, atriz mexicana

Os melhores resultados são obtidos quando a pessoa realmente quer o procedimento e não tem uma expectativa exagerada quanto aos seus efeitos. Nesse caso, aceita o tratamento e a fase de recuperação, que nem sempre é confortável. Um *peeling* cirúrgico, por exemplo, causa inchaço, ardor. Só é possível alimentar-se de canudinho. Quem não estiver bem emocionalmente talvez não tenha estrutura para suportar a convalescença.

O que também funciona é programar mudanças em etapas progressivas. Criar

Ponha ordem na casa

Você já ouviu falar na famosa briga entre os dois hemisférios do cérebro? A tendência é que o lado esquerdo (no qual predominam idéias negativas) se sobreponha ao direito (onde residem as idéias positivas). Portanto, você terá que insistir para que o hemisfério direito domine o esquerdo. Use a imaginação.

Por meio de uma brincadeira, a escritora e conferencista americana Victoria Moran, autora do livro *A luz que vem de dentro* mostra como é possível condicionar o cérebro a aceitar idéias positivas:

Comece dizendo:
— Eu sou bonita!
Um pensamento surgirá para negar essa afirmação:
— Você está louca!
Insista:
— Eu sou bonita!
O cérebro dirá:
— Detesto ter que discordar de você, mas você não é.
Prossiga firme:
— Eu sou bonita!
— Não, você não é bonita. Mas, pelo menos não é tão feia.
— Eu sou bonita!
— Você não é, mas estava bonita na outra noite.
— Eu sou bonita.
— É, se você se cuidar um pouco, pode ficar bonita.
— Eu sou bonita.
— É...
— Eu sou bonita.
— Eu ia lhe dizer isso mesmo!

metas de beleza. Alcançada uma etapa, trabalhar na seguinte. Assim, fica mais fácil cuidar do corpo. E o melhor: a paciente descobre o prazer de ter a si própria como alvo.

Mas antes de iniciar qualquer ação, lembre-se de alimentar sua auto-estima. A partir daqui reúno sugestões para ajudá-la a alcançar esse objetivo.

Resgatando sua auto-estima

O ponto de partida para reestruturar a auto-imagem é fazer uma avaliação justa de você, de suas qualidades e defeitos. Logo, tudo começa com o autoconhecimento. No livro *Nós dois – as várias formas de amar*, a sexóloga, socióloga e psicoterapeuta Maria Helena Matarazzo ensina você a enxergar a si mesma como realmente é, sem distorções.

1) **Observe a voz inimiga** que vive dentro de você e só sabe criticá-la, recriminá-la, envenená-la. Essa voz inimiga sempre manda mensagens terríveis que contribuem para arrasar sua auto-estima. Exagera seus defeitos; culpa você por tudo que dá errado; compara você com os outros sempre negativamente; mantém uma lista atualizada de todos os seus fracassos; chama-a de burra, feia, incompetente, egoísta e faz você acreditar que tudo isso é verdade; supostamente lê a mente dos outros e conclui que se estão chateados, desapontados ou desligados é sempre por sua culpa.

2) **Crie uma voz amiga** para contra-atacar a voz inimiga. Tanto pode ser a sua própria voz ou a de alguém a quem você queira bem: pai, mãe, tia, amiga, professora. Use expressões como "Chega", "Pára", "Isso não é verdade". O contra-ataque deve ter, no mínimo, a mesma intensidade da voz que você quer reduzir ou apagar. Importante: sua voz amiga não pode julgar nem condenar.

A essência da auto-estima é se compreender e se aceitar. (*O quadro Ponha ordem na casa dá um exemplo simples e prático de como fazer isso.*)

3) **Aprenda a se aceitar.** Isso significa não julgar, ou seja, você não aprova nem desaprova. Apenas entra em contato consigo, reconhece suas necessidades como legítimas e as aceita. Para isso é necessário ter uma relação incondicional de amizade consigo mesma. Ser sua melhor amiga. Jamais usar as próprias limitações para se torturar. A base da felicidade é gostar de si mesma. Por isso pare de procurar apenas os defeitos e procure valorizar as qualidades. Será bom para você.

Assuma uma nova postura

Feito o inventário pessoal (seu levantamento de defeitos e qualidades), procure privilegiar o que tem de positivo. Muitas passam tempo demais preocupadas com suas imperfeições e se esquecem de valorizar o que têm de melhor. Estas dicas devem ajudar.

* **Sinta-se única, preciosa** – Deus criou você e perdeu a fôrma, o que a torna uma pessoa especial. Aproveite as vantagens do que tem de exclusivo. Comece a se dar o valor que você realmente merece. Algumas pessoas que nem são assim tão bonitas no "teste do *zoom*" aparentam muita beleza porque transparecem equilíbrio e amor-próprio.
* **Acredite que você vale a pena** – Esse é o segredo que determina seu real valor. E tudo o que tem valor merece ser bem cuidado. Portanto, a tendência é começar a cuidar melhor de si mesma, investir tempo e energia em atividades que tragam bem-estar e crescimento pessoal.
* **Comprometa-se a mostrar ao mundo quem realmente você é** – Revele o que você tem de especial: seu caráter, suas qualidades, sua feminilidade, sua sensualidade, o amor que tem para repartir. Desse modo, a sua verdadeira beleza tende a fluir.
* **Invista em seus recursos interiores** – Uma forma de descobrir novos talentos é experimentar atividades novas. Não se contente em seguir um *script* limitado que desenvolve apenas parte de suas potencialidades. Trabalhos científicos, inclusive o realizado com estudantes universitários pela psicóloga Jennifer Crocker, já citada, mostraram que diversificar interesses e ter consciência da capacidade de desempenhar vários papéis contribui para manter uma auto-estima saudável.
* **Desperte a sua sensualidade** – Cultive sua feminilidade, a mulher que existe em você, assistindo a palestras sobre comportamento feminino ou observando mulheres sensuais (que, às vezes, nem são tão bonitas assim no "teste do *zoom*"), mas sabem irradiar beleza.

Tive a oportunidade de participar de um curso de artes sensuais que me fez perceber como nós nem sempre utilizamos o poder feminino. Fiquei muito impressionada com a professora Elda, que usou essa força para dar uma virada na própria vida.

Elda estava no fundo do poço: desempregada, sem dinheiro, cheia de contas para pagar e em vias de perder o homem da sua vida, mas conseguiu reverter essa maré.

Seu pulo-do-gato foi começar a observar como se comportavam as mulheres bem-sucedidas e atraentes que via nas revistas, na

TV e no cinema: o jeito de olhar, falar, andar, cruzar as pernas.

Disposta a reconquistar o marido, passou a imitá-las. No início, sentia-se meio sem graça. Mas ao perceber que ele reagia bem, foi se soltando aos poucos, buscando dentro de si recursos como doçura, feminilidade e beleza interior.

Quanto mais praticava, mais idéias afloravam. Resolveu investir nessa força até então desconhecida, um poder de sedução que jamais imaginava ter, até que finalmente trouxe o marido de volta. A partir daí, assumiu o compromisso de ensinar outras mulheres a resgatarem esse poder feminino e formatou um curso de artes sensuais.

* **Respeite a si mesma** – Procure fazer coisas prazerosas. Rejeite compromissos que a deixem infeliz. Mais importante é o compromisso que você tem com você mesma. Quando respeita quem é e os seus valores, você fica em paz consigo e com o mundo e sua luz interior pode brilhar.

Estratégias eficientes

Reúno aqui sugestões práticas para você se cuidar melhor e sentir-se bem consigo mesma.

* **Reserve o "seu" espaço na agenda** – Separe um tempo para cuidados pessoais. Vá a um dermatologista, marque hora na esteticista. Faça as unhas. Mantenha os cabelos bem cortados. Não permita que os compromissos profissionais, sociais e familiares invadam o tempo reservado para você.

* **Realize pequenos rituais de beleza** – Faça massagens relaxantes, teste as novidades de um spa urbano, mergulhe em uma tina de ofurô, desfrute mais do seu banho (*confira as sugestões no quadro Resgate esse delicioso ritual*). Esses momentos agradáveis ajudam a sentir-se bem consigo mesma e podem ajudá-la a encontrar um novo ânimo.

* **Pratique a manutenção preventiva** – Enquanto muitas de nós só retocam a raiz dos cabelos quando os fios brancos começam a se destacar, outras

Resgate esse delicioso ritual

No tempo em que a água encanada era um luxo, tomar um banho envolvia um ritual: aquecer a água, preparar a banheira, mergulhar. Por essa razão, o banho acontecia em dia especial, o sábado, lembra a escritora e conferencista americana Victoria Moran. Os chuveiros facilitaram a higiene ao permitir que esse hábito se tornasse diário, mas tiraram um pouco da magia que envolvia o banho. Minha proposta é resgatá-la.

* Espalhe velas pelo banheiro, pingue gotas de óleo com essências na banheira ou coloque algumas folhas de sua erva aromática preferida em um saquinho de tule e prenda no chuveiro, na saída da água, para ter um banho perfumado.
* Ponha uma música relaxante. Providencie um roupão macio.
* Observe seu corpo, suas curvas e saliências. Permita que a água morna acaricie sua pele.
* Use um esfoliante ou uma escova macia para estimular a circulação e remover as células mortas, fazendo movimentos suaves e circulares.
* Encerre o ritual com a aplicação de um hidratante. Massageie cada pedaço de você. Sinta-se bem por inteira.

evitam que esses detalhes se tornem perceptíveis. As mulheres sempre elegantes fazem parte do segundo bloco. Cuidar-se preventivamente é uma forma de se respeitar.

* **Mantenha-se bem cuidada todo dia** – Isso aumenta sua autoconfiança. Suponha que você saia desarrumada para algumas comprinhas no supermercado e dê de cara com o seu príncipe encantado. Escolha uma roupa que a faça sentir-se bela. Quem está satisfeita consigo resiste melhor à pressão de parecer perfeita.
* **Analise a forma como você se veste** – Se usar roupas que saíram da moda há tempos, parecerá mais velha. Uma roupa atual pode conferir a você uma aparência mais jovem. Mas cuidado com excessos do tipo colocar uma blusa curta e justinha que cairia bem em uma garota de 20 anos se você já passou dos 60. Tudo o que for exagerado pode dar a impressão de uma caricatura.
* **Cultive o seu estilo** – Se você não tem idéia de como se arrumar, informe-se: inspire-se em sites e revistas; observe mulheres interessantes; vá a lugares freqüentados por pessoas chiques. Ou contrate os serviços de um *personal stylist*. Ter estilo é mais importante do que ser loira, alta e magra. Uma mulher com estilo fica bela em qualquer idade. Tem uma marca própria que resiste à passagem dos anos.
* **Mergulhe na beleza** – Visite locais bonitos, parques, museus, um shopping de estilo. Não dá para ficar impassível diante de uma obra de arte. Conviver com o belo tem ação transformadora. Inspira. Na mitologia céltica, esse era o significado de atração: apropriar-se de uma essência de beleza e sedução tomando emprestada a beleza intocada da natureza. Portanto, quando você se cerca de coisas belas, tende a absorver esse clima.
* **Aceite a beleza alheia** – Quem não possui uma beleza tão evidente muitas vezes tem dificuldade de administrar a beleza da outra. Sente-se insegura, intimidada e, às vezes, até prefere cercar-se de pessoas consideradas feias. É uma estratégia equivocada. Ao conviver em um ambiente onde a beleza predomina, sua tendência é fazer ajustes para se aperfeiçoar. Portanto, a beleza de outra pessoa pode servir de estímulo para que busquemos a nossa própria – se nossa auto-estima estiver saudável!

Atitudes transformadoras

Como defensora da estética integral, ofereço também algumas idéias para trazer bem-estar à sua mente.

* **Cerque-se de bons aliados** – Todas nós somos bonitas aos olhos de quem nos ama. O namorado, uma amiga, um familiar, conseguem enxergar nossa verdadeira beleza e estimulam nossa luz interior a resplandecer. Infelizmente, existe também o oposto: algumas pessoas tentam apagar essa luz.

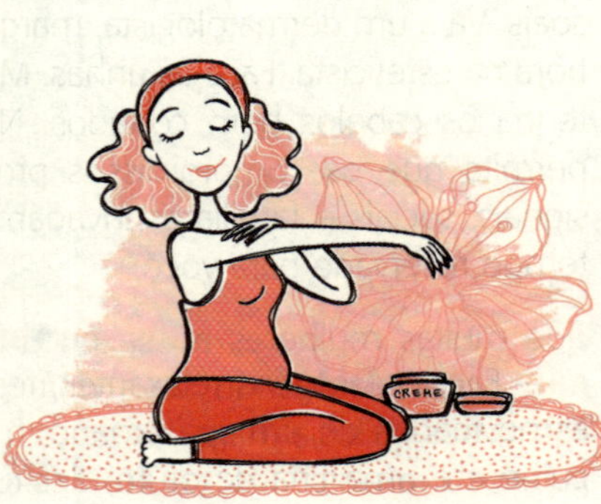

Lembro de uma paciente linda, de 28 anos, que vinha sempre acompanhada do marido, um sujeito de 52 anos que ficava o tempo todo enumerando os defeitos dela. Dizia que estava ficando velha, tinha celulite, a cara manchada. Eu precisava inventar desculpas para tirá-la do consultório e levá-la até a sala de procedimentos a fim de conversar alguns minutos a sós com ela e bloquear essa influência nefasta.

Recado da autora

Haja o que houver, **jamais entregue o ouro**. Muitas pacientes vêm à consulta com o marido ou namorado e, na frente dele, listam suas imperfeições. A reação masculina, geralmente, é: "Nossa, você tem isso? Não parece!" Na verdade, grande parte dos homens não sabe diferenciar celulite de estria, flacidez, gordura localizada. Em geral, são as próprias mulheres que os atualizam sobre esses assuntos. Apontam o local do "defeito", o calcanhar-de-aquiles, o ponto exato onde atacar quando quiserem derrubar sua auto-estima. Não se coloque em posição vulnerável. Feche as fronteiras. O homem não precisa conhecer todos os seus segredos.

Em geral, as pessoas se ressentem muito de agressões físicas. Mas agressões verbais (o chamado assédio moral) podem ter efeito deletério sobre a auto-estima. Às vezes, presencio situações que me deixam incomodada, não só da parte de maridos e namorados mas também de supostas amigas. Não aceite humilhações. Mantenha distância de pessoas que embriagam seu cérebro de mensagens negativas.

* **Compartilhe vitórias** – Já observou que muitas mulheres ao se encontrarem ficam alardeando seus defeitos? Falam dos quilos a mais, das rugas, dos cabelos brancos... Parece até que disputam para ver quem é a menos afortunada. Tudo bem desabafar. Mas procure dividir mais descobertas produtivas, que alimentem sua auto-estima e, ao mesmo tempo, ajude suas amigas a valorizar as delas.

* **Decore palavras animadoras** – Você já sabe: cada célula responde aos pensamentos e sentimentos. Se você vive dizendo: "Estou flácida, meu cabelo é horroroso, pareço uma velha", suas células ficam encharcadas de idéias negativas. Usar afirmativas é uma técnica para mudar seu modo de pensar. Diga, por exemplo: "Sou charmosa e feliz" ou "Aceito meu corpo como ele é e permito que se torne cada vez mais bonito". Espalhar pela casa frases, citações e mensagens positivas condiciona seu cérebro a acreditar nelas. Mas quero fazer uma ressalva: não adianta ficar apenas nas palavras soltas ao vento. Mudanças requerem atitudes. Faça acontecer!

* **Dedique-se a uma causa** – Pode ser um ideal espiritual, filosófico ou ecológico ou ainda uma forma de arte. A dedicação e a entrega fazem com que a pessoa se ligue em algo bem maior do que suas preocupações, o que tende a favorecer o equilíbrio emocional. "Quando é possível olhar para o mundo e realmente se interessar pelo que está fora de nós fica mais fácil suportar as próprias dificuldades", escreve o psiquiatra francês Christophe André, professor do Hospital Sainte-Anne, em Paris, no artigo *Questão de auto-estima*, publicado na edição de aniversário da revista *Mente & cérebro*, em setembro de 2006. "Alguns psicólogos acreditam mesmo que a boa auto-estima é como um motor que cumpre sua função de maneira silenciosa: facilita o

vínculo com o mundo externo e o faz menos assustador."

* **Liberte-se de mágoas, rancores e ressentimentos** – Não se trata de esquecer a maldade alheia ou minimizar o próprio sofrimento, como se o que foi feito contra nós não tivesse importância, esclarece a socióloga e psicoterapeuta Maria Helena Matarazzo. Trata-se de impedir que a dor do passado continue a reger nossas vidas.

Segundo a psicoterapeuta, a decisão de não perdoar nos dá algumas ilusões.

A primeira, e mais comum, é a de que se tal problema não tivesse acontecido, nossa vida seria perfeita. Encontramos ali a desculpa ideal para ficarmos na pior. A responsabilidade pela nossa infelicidade é sempre do "outro".

Em segundo lugar, não perdoar nos dá ilusão de que os maus, os bandidos, são os que nos machucaram. Se nós os perdoarmos não poderemos mais dividir o mundo ao meio: os mocinhos de um lado, os bandidos do outro.

E, por último, não perdoar nos dá a ilusão de que não seremos machucados outra vez. Mantendo a dor viva e os olhos bem abertos reduzimos o risco de voltar a sofrer rejeição, traição ou qualquer ferimento. São apenas ilusões.

"Perdoar é chegar à conclusão de que já odiamos bastante e não queremos odiar mais; portanto, perdoar é usar a energia da vida, não para reprimir esses sentimentos, mas para quebrar o ciclo da dor e se voltar para o futuro", explica a psicoterapeuta. Por isso, a atitude de perdoar é uma libertação. Pode despertar no seu corpo e na sua mente uma notável capacidade de renovação.

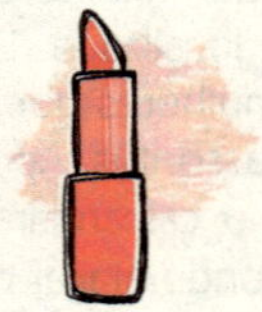

Capítulo 6

equilíbrio se conquista

Quando me procurou para tratar manchas no rosto, a advogada Carla, 32 anos, era agitada ao extremo. Não parava de se mexer na cadeira. Seu semblante contraído logo chamou a minha atenção. A expressão endurecida escondia seus belos traços.

Um dia Carla se apaixonou. Soube que o rapaz era praticante assíduo de ioga. Para se aproximar dele, matriculou-se na mesma academia e começou a aprender as posturas milenares. Com o tempo, foi se interessando cada vez mais pelo assunto. Aprendeu a desacelerar. Sentia-se bem, disposta e cheia de energia.

Seis meses depois, sua face tinha se transformado. Ficou relaxada, serena, equilibrada. A agitação extrema desapareceu e Carla se revelou uma pessoa amável.

Chegou a namorar o rapaz por quem havia se apaixonado, mas o relacionamento não deu certo. Ainda assim, ela continuou firme nas aulas de ioga. A prática mudou sua vida e sua aparência. Carla tornou-se uma mulher bonita.

Ela passou por um processo fantástico de transformação física e crescimento pessoal.

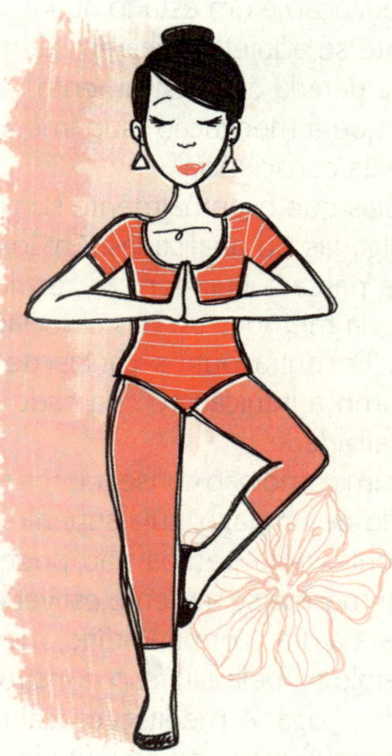

O SEGREDO DO SUCESSO dessa minha paciente foi aprender a administrar o estresse de cada dia. Afinal, não são as inevitáveis pressões cotidianas que produzem um estressado crônico – se fossem, todos nós estaríamos à beira de um ataque de nervos, além de precocemente envelhecidas –, mas a incapacidade de lidar com elas.

Como você já sabe, o estresse constante é um dos piores inimigos da beleza, pois despeja no organismo substâncias que aceleram o envelhecimento. Um dos meios de preservar a juventude por mais tempo é encontrar antídotos contra ele: investir em práticas que relaxem, acalmem as emoções e ao mesmo tempo ativem a produção de mensageiros químicos cerebrais responsáveis pela sensação de paz e bem-estar.

Este capítulo traz sugestões para o controle do estresse: meditação, relaxamento, ioga e acupuntura. Todas essas práticas ainda restauram o equilíbrio e a integração entre corpo e mente, o que também colabora para preservar a jovialidade.

Meditação: relaxa o corpo e aquieta a mente

Seus efeitos vão além de neutralizar o estresse por meio do relaxamento físico e psíquico. Refletem-se na saúde global: ajuda a prevenir doenças e oferece atalho para a cura.

Meditação é um estado obtido quando a mente se aquieta e fica em alerta. Ocorre uma parada dos pensamentos. Por isso se diz que a meditação "suprime a instabilidade da consciência".

Idéias que eventualmente surgem não são julgadas ou analisadas. Então, a consciência passa a fluir sem as restrições da lógica, da memória ou das associações de idéias. Encontra outros canais de expressão como a intuição (o chamado *insight*) e a criatividade.

"Assim como não conseguimos enxergar o fundo de um lago, cuja superfície esteja turbulenta, uma pessoa não pode conhecer a si mesma se a mente estiver agitada", compara a dra. Norma Porfírio, mestre em dermatologia pela Unifesp e instrutora de *swásthya* ioga. A meditação acalma e faz aflorar o que existe no seu interior.

Praticada há milhares de anos no Oriente, a meditação, em sua origem, era uma prática espiritual destinada ao autoconhecimento e à conquista da harmonia e da paz interior. Hoje, tanto pode ser empregada para esses fins tradicionais como também para alcançar benefícios comprovados à saúde.

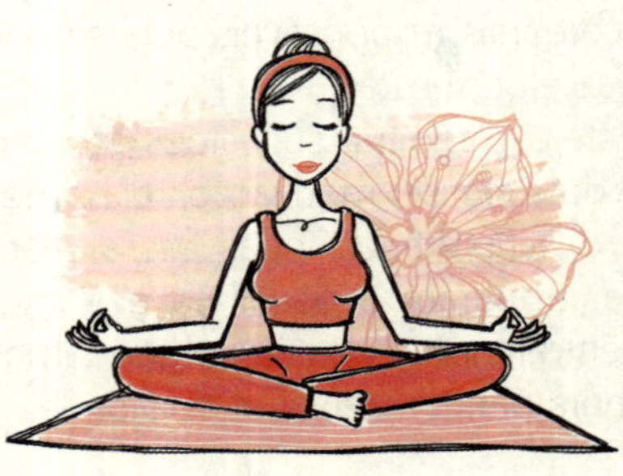

Meditação: dicas para principiantes

Meditar requer disciplina e constância. Experimente se concentrar, fazendo com que a mente pare de se dispersar, ensina a dra. Norma Porfírio, instrutora de *swásthya* ioga, No início, talvez ela resista. Depois, aos poucos, começará a se educar e o praticante encontrará um prazer especial nesses momentos de quietude.

* Quanto menos você variar o método, mais rapidamente conseguirá entrar em meditação. Variar é dispersar. Sem a dispersão, a mente tende a se aquietar e abre espaço para a intuição.
* Mas o iniciante deve travar contato com diversos recursos e provar cada um antes de adotar, finalmente, um único com o qual meditará sempre.
* Procure sentar-se ereta e colocar no rosto um leve sorriso (se ficar com o rosto contraído e as costas encurvadas será mais difícil meditar).
* Se estiver em uma cadeira, fique na ponta para apoiar os pés no chão. Se for em uma almofada, cruze as pernas. Feche os olhos e una as mãos em prece ou, então, coloque a mão direita sobre a esquerda e junte as pontas dos polegares. Depois, esvazie a mente, sem se concentrar em nenhum pensamento.
* Todos os exercícios devem ser praticados, em média, 20 minutos pela manhã e outros 20 à noite. No início, podem se limitar a cinco minutos. Quando não tiver tempo, saiba que é melhor meditar um minuto apenas do que não meditar nada. E quem não dispõe de um minuto pela manhã e outro minuto à noite?
* Em caso de dúvida, procure orientação especializada.

Os cientistas ocidentais começaram a estudá-la na década de 1960, quando se popularizou nos Estados Unidos por iniciativa de Maharishi Mahesh Yogi, famoso guru indiano do conjunto inglês The Beatles. Trabalhos divulgados a partir dos anos 1970 localizaram efeito oposto ao dos hormônios do estresse: meditar desacelera a respiração e o ritmo cardíaco, reduz a pressão e conduz ao relaxamento muscular profundo.

Comprovou-se, ainda, que diminui a ansiedade, alivia a depressão, melhora a auto-estima e o autocontrole, e proporciona auto-satisfação. Em conseqüência, o sistema imunológico passa a funcionar em melhores condições, destaca a dra. Norma. O tempo de recuperação do estresse também é mais curto em quem medita sistematicamente.

Pesquisadores da Universidade da Pensilvânia, nos Estados Unidos, demonstraram que a prática aprimora o desempenho intelectual por intensificar a atividade na região do cérebro responsável pela concentração e abstração. O resultado é mais clareza na hora de tomar decisões e disciplina para promover mudanças na própria vida. Favorece, ainda, a sincronia nas ondas cerebrais registradas pelo eletroencefalograma e na atividade elétrica dos hemisférios direito e esquerdo do cérebro. Por isso a mente se acalma. Trabalhos realizados na Universidade Federal de São Paulo encontraram efeitos positivos também no tratamento de dores crônicas.

Benefícios para a pele

Muitas vezes observei no consultório o que a literatura científica já comprovou: a resistência da pele aumenta em virtude do estado de calma induzido pela meditação. A produção de suor e gordura se normaliza e a transmissão de impulsos elétricos se altera favoravelmente.

Também tive a oportunidade de observar esses efeitos praticando: a meditação relaxa a musculatura da face, diminui as rugas da testa e acalma a mente.

Segundo o dr. Deepak Chopra, meditadores de longa data apresentam idade biológica quase 12 anos inferior a sua idade cronológica. Estudos também concluíram que as taxas de DHEA, um dos hormônios do rejuvenescimento, são maiores em pacientes que meditam regularmente.

Recado da autora

A meditação rejuvenesce. Deixa você mais bonita. Abranda as linhas do rosto, afina a pele, imprime a ela um novo brilho. Conduz a um estado sublime de paz que a deixará renovada, energizada, com a mente pronta para enfrentar desafios.

Talvez você esteja se perguntando: como alcançar esses benefícios? Tudo o que você precisa para praticar a meditação é de um local tranqüilo, onde possa desfrutar de alguns minutos de sossego, sem interrupção, de preferência duas vezes ao dia. Os efeitos positivos serão percebidos dentro de poucos dias e se acentuam com a repetição, o que serve de estímulo para integrar a prática à sua rotina.

Existem muitas técnicas de meditação: algo em torno de 6 mil. Todas conduzem ao mesmo resultado. A escolha vai depender das preferências individuais. Para conhecê-las, o mais sensato é procurar um centro de ensino de meditação e contar com a orientação de um instrutor.

"O modo mais simples de meditar é apenas seguir sua respiração: observe o ar entrando e saindo de seu nariz", sugere a escritora e conferencista americana Victoria Moran, no livro *A luz que vem de dentro*. Uma música de fundo pode ajudar, bem como entoar um mantra (sílaba, palavra ou poema recitado).

Relaxamento: para desfazer as tensões

Outro poderoso antídoto contra o estresse, o relaxamento não só estimula a síntese de mensageiros químicos "do bem" como permite dissolver as tensões existentes na musculatura e em diversas partes do nosso organismo.

William Reich (1897 – 1957), que foi discípulo de Freud, depois criou sua própria escola de psicologia, dizia que o corpo contém a história de cada indivíduo. Emoções reprimidas ficam armazenadas nos músculos sob a forma de tensão e impedem nossa energia de circular livremente.

Se não forem liberadas, essas tensões tendem a causar danos variados. Por exemplo, dores na coluna. Pior: também diminuem a capacidade de resistência da pele e de outros órgãos a infecções. Às vezes, até endurecem as feições e prejudicam a aparência, como acontecia com a paciente citada no início deste capítulo.

Outra história interessante é a de Andréia, 42 anos, secretária de uma multinacional, que manifestava crises de dermatite seborréica toda vez que seu chefe tinha uma de suas costumeiras explosões. Profissional de alto gabarito técnico, mas com dificuldade no trato interpessoal, ele batia na mesa, humilhava os funcionários, ameaçava com demissão. Depois se desculpava pelos excessos. Andréia foi alvo de sua ira diversas vezes. Na hora, agüentava firme. Alguns dias depois, sua pele ficava vermelha e começava a coçar e descamar na altura das sobrancelhas e na asa do nariz.

Umas quatro ou cinco vezes prescrevi o tratamento, à base de antifúngicos tópicos e orais. Havia melhora, mas a dermatite voltava algum tempo depois. Até que observei um padrão: a pele descamava geralmente depois das broncas do chefe.

Encaminhei a paciente para uma psicóloga, que traduziu o que acontecia nos seguintes termos: "A coceira é uma irritação. Se você está irritada porque não conseguiu reclamar com o seu chefe, precisa arrumar outra forma de descarregar essa energia concentrada que não seja descamando, isto é, tirando da sua pele". Então, ela ensinou um método rápido de relaxamento, que poderia ser aplicado inclusive no banheiro do escritório, após as temidas explosões.

No início, Andréia encontrou dificuldade para fazer esse relaxamento, mas não desanimou. Após sucessivas tentativas pegou o jeito. Os resultados começaram a aparecer: as crises de dermatite seborréica foram se tornando menos freqüentes.

O relaxamento pode trazer tantos ganhos que tem sido considerado um método coadjuvante no tratamento de doenças, sobretudo as de fundo emocional. Tranqüiliza a respiração, a circulação e o sistema nervoso. Acalma as emoções. Diminui a pressão arterial. Ajusta o sistema

"Faço o possível para o meu corpo esbanjar a vitalidade e a energia que sinto, digamos, na cabeça."

Costanza Pascolato, consultora de moda e uma das mulheres mais elegantes do país, no livro *O essencial*

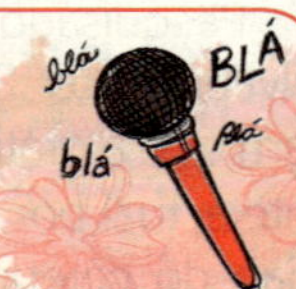

imunológico. Combate a insônia. Restaura a disposição.

A pele também é revigorada. Livre de tensões, as células podem funcionar normalmente. Inclusive as que fazem parte do sistema de defesa, essenciais para barrar agressores externos e protegê-la contra radicais livres, vilões que aceleram o envelhecimento. Relaxar é, portanto, um recurso útil para preservar a vitalidade da pele.

Atualmente se reconhece, inclusive, o efeito preventivo do relaxamento. Tanto que algumas empresas já oferecem pausas periódicas para relaxar ao longo da jornada de trabalho a fim de evitar acúmulo de tensão e suas conseqüências nocivas. "Em um sistema elétrico, quando um fusível fica sobrecarregado, acontece um curto-circuito. Algo parecido ocorre com as pessoas. É como se queimasse um fusível", compara o psicólogo James Campbell Quick, da Universidade do Texas, nos Estados Unidos, conhecido mundialmente por suas pesquisas sobre estresse. Há fortes indícios de que pausas periódicas afastam esse risco, aumentando a criatividade e a saúde.

O primeiro passo para o relaxamento é prestar atenção à respiração. Quando estamos tensos, reduzimos a respiração ao mínimo. Executamos golpes curtos e rápidos de entrada e saída de ar, mantendo o corpo contraído, avisa a dra. Norma Porfírio.

Para relaxar, a respiração deve ser longa, enchendo o abdômen de ar; depois, a expiração também deve ser longa e suave. Desse modo, se consegue uma sensação de grande distensão muscular, serenidade e revitalização. (*Veja outras dicas no quadro Aprenda a relaxar.*)

O mais importante, também no caso do relaxamento, é ter persistência e regularidade. De 15 a 30 minutos diários bastam para promover uma recuperação realmente valiosa, garante a dra. Norma.

Aprenda a relaxar

A instrutora de ioga Norma Porfírio ensina estratégias que dão resultado.

* Deitada ou sentada, feche os olhos, mantenha a boca entreaberta, os maxilares afastados e a língua em contato suave com os dentes incisivos superiores. Se estiver sentada, deixe a cabeça pender.
* Faça uma série de 10 a 20 respirações abdominais conscientes. Sinta o ar entrando e saindo do seu corpo.
* A cada intervalo entre a expiração e a inspiração volte a atenção para uma parte do seu corpo. Comece pela cabeça e vá devagar até os pés, passando pela face, boca, pálpebras, fronte, couro cabeludo, pescoço, costas, ombros, braços e mãos, tórax, abdômen, coxas, pernas e pés. Mentalmente envie a ordem: relaxe.
* A atenção dirigida e a imaginação da parte do corpo bem descontraída provocam o efeito de relaxamento, pois a intenção transforma.
* Ao chegar aos pés, permaneça no estado de calma até completar o tempo estabelecido.
* Também se pode utilizar um método mais rápido de relaxamento pela contração de todos os músculos ao mesmo tempo: mantê-la o máximo possível, depois soltar suavemente. Ou contrair e descontrair várias vezes.

Ioga: mais força e flexibilidade

Uma antiga filosofia originada na Índia há mais ou menos 5 mil anos combina ambas as práticas já citadas — a meditação e o relaxamento —, a séries de exercícios físicos ou posturas corporais (*ásanas*) e exercícios respiratórios (*pranayamas*). Seu nome não poderia ser mais oportuno: ioga, que deriva do termo sânscrito *yuj* e significa união.

Todas as diversas modalidades existentes (*confira no quadro As várias linhas de ioga*) seguem uma regra básica: purificar e fortalecer o corpo a fim de libertar e desenvolver a mente, informa a instrutora de *swásthya* ioga Norma Porfírio: "Seu objetivo último é promover o despertar espiritual do homem e preparar seu corpo físico e psíquico para esse despertar, dando-lhe saúde e perfeição".

Assim, a prática aumenta o equilíbrio, a flexibilidade, a resistência e a vitalidade. Ativa a circulação, modela o corpo, ajuda a baixar os números da balança. Amplia a memória, o raciocínio e a concentração. Combate o cansaço, o desânimo e o estresse. Confere calma, tranqüilidade e bem-estar. E como se não bastasse, ainda previne enfermidades e desacelera o envelhecimento. Por isso, a ioga está em alta no momento. Até faz parte da grade de exercícios das academias.

Para iniciar a prática, o mais importante é a atitude interior e a disposição para aprender. Os efeitos benéficos começam a se manifestar com o tempo. Decorrem da regularidade e do esforço individual.

Acupuntura: vitalidade e bem-estar

A milenar técnica oriental de tratamento e prevenção de doenças é outra aliada eficaz contra o estresse. Estudos confirmaram sua capacidade de ativar a síntese de endorfinas, os neurotransmissores do bem-estar, que ainda funcionam como analgésicos naturais. Por isso, as agulhas são muito indicadas no alívio da dor.

Há também evidências de que ativam a produção de mensageiros químicos

As várias linhas de ioga

A instrutora de ioga Norma Porfírio ensina estratégias que dão resultado.

* *Hatha* — Mãe de todas as linhas da ioga, enfatiza as posturas físicas como meio de alcançar a integração entre corpo e mente. Exige concentração e respiração.
* *Swásthya* — Inspirado nos sistemas mais antigos, enfatiza exercícios lentos e sincronizados que parecem coreografias, além de meditação e relaxamento.
* *Ashtanga* — Baseia-se na repetição de seis séries de exercícios vigorosos, de intensidade crescente. Trabalha força e elasticidade.
* *Power* — Também conhecida como ioga-*fitness*, é quase tão dinâmica quanto a *ashtanga*, na qual se inspirou, mas faz uma fusão de estilos. Coordena exercícios musculares e de flexibilidade para produzir um corpo ágil e harmonioso.
* *Iyengar* — Seu ponto forte é o alongamento. Os praticantes passam mais tempo nas posturas e usam recursos como cintos, blocos e almofadas para melhorar o alinhamento postural. Desenvolve força, elasticidade e consciência corporal.
* *Bikram* — Consiste em 26 posturas corporais e dois exercícios de respiração para trabalhar força, flexibilidade, resistência cardiovascular e agilidade. Ou contrair e descontrair várias vezes.
* *Outras modalidades* — Englobam *raja*, que privilegia a meditação e o domínio da mente; *bhakti*, que estimula a devoção a Deus e o amor ao próximo; *jnana*, voltada para o crescimento intelectual e filosófico; e *tantra*, que libera energias sutis adormecidas no corpo; entre outras linhas.

responsáveis pelas defesas internas e o sono e ainda servem como coadjuvantes no tratamento de dores de cabeça, cólicas menstruais, dores lombares, asma, náuseas e vômitos, entre outros distúrbios. Por isso a acupuntura foi reconhecida como especialidade médica no Brasil, em 1995.

Trabalhos realizados em universidades detectaram, ainda, uma influência benéfica direta sobre a pele. A acupuntura estética tem sido utilizada em clínicas e spas para atenuar rugas, flacidez, manchas, cicatrizes e até estrias e celulite. "Os efeitos são fantásticos", conta a fisioterapeuta Adriana Roberto De Avila, com formação em estética corporal e facial e especialização em acupuntura.

Segundo a especialista, a acupuntura melhora a produção de colágeno e elastina, que preenchem naturalmente as rugas e linhas de expressão, muitas vezes dispensando a injeção de produtos químicos. A vantagem é a aparência mais natural. Ainda controla a produção de radicais livres e ativa a circulação facial. Com isso, a pele fica vistosa e rejuvenescida. (*Saiba mais sobre essa aplicação lendo o quadro Agulhas cosméticas.*)

O mecanismo de ação da acupuntura ainda não foi totalmente elucidado. Os chineses, que a praticam há mais de 5 mil anos, afirmam que a introdução de agulhas em pontos ao longo dos 47 canais por onde a energia vital circula no corpo (meridianos) reequilibra essa energia, prevenindo doenças e combatendo as existentes.

Os cientistas ocidentais encontraram outra explicação: os pontos se localizam em regiões cheias de terminações nervosas. Por isso o estímulo cria um sinal elétrico que se propaga até o sistema nervoso central. O cérebro interpreta a mensagem e responde, acionando a produção de substâncias benéficas.

Agulhas cosméticas

Além de estimular a organismo a corrigir a imperfeição pela síntese de substâncias naturais, a acupuntura estética promove bem-estar geral, informa a fisioterapeuta Adriana Roberto De Avila. O tratamento utiliza principalmente a eletroacupuntura porque produz resultados mais rápidos, aliada a agulhas, algas e moxabustão. Conheça algumas de suas indicações.

Rugas e linhas de expressão — A aplicação em pontos situados na altura desses sinais melhora a produção de colágeno e elastina, proporcionando o preenchimento natural. Também podem ser usados pontos para estimular os músculos faciais: relaxar os que causam contração (acentuando as rugas) e tonificar os que provocam relaxamento.

Estrias — As agulhas são inseridas por baixo do seu trajeto a fim de ativar o processo de cicatrização e a síntese de colágeno. Daí a estria é preenchida e tende a desaparecer.

Celulite — Aplicações locais melhoram a circulação e estimulam a eliminação de toxinas. Desse modo, é possível atenuar a desagradável aparência de casca de laranja.

Além das finas agulhas de aço inoxidável podem ser usadas agulhas conectadas a aparelhos de eletroestimulação que produzem choques mínimos (eletroacupuntura), pressão dos dedos, calor proveniente da queima da erva artemísia (moxabustão) e até raios *laser*. Em geral, as agulhas permanecem nos pontos selecionados por 15 a 20 minutos, tempo necessário para estimular a resposta do cérebro.

Tanto a acupuntura quanto as demais práticas relacionadas neste capítulo têm uma abordagem integral: atuam sobre o corpo e a mente, favorecendo o equilíbrio, que é fundamental para que a verdadeira beleza se revele.

Capítulo 7

hábitos fazem a diferença

Embora morasse ao lado de uma academia de ginástica, a professora Denise, 37 anos, nunca havia se interessado por malhação. Certa vez, ao voltar do trabalho, ouviu o som de uma salsa. Encantada com a música vinda do prédio vizinho, animou-se a conhecer suas instalações. Soube, então, que a academia havia criado uma aula de dança com ritmos latinos. Denise não pensou duas vezes: fez logo a matrícula.

Gostou da aula, do professor, da animação da turma. Mas logo percebeu que não tinha fôlego para dançar os 60 minutos. Pudera: já nem lembrava mais há quanto tempo não fazia exercícios. Resolveu passar por uma avaliação física e caminhar na esteira. Tudo para melhorar seu condicionamento físico em função da dança.

Uma noite, estava andando na esteira, quando escutou uma mulher contando como o treinamento havia melhorado sua musculatura do braço, inclusive naquela hora de dar tchau, momento crítico para quem já passou dos 35 anos.

Denise olhou para o seu braço, notou um pouco de flacidez e pensou: "Já que estou aqui, bem que eu poderia fazer um pouco de musculação para endurecer o braço". E começou. Aí resolveu trabalhar também as pernas... Hoje, segue um programa de treinamento que contempla vários grupos musculares. E continua firme nas aulas de dança. Adquiriu um corpo enxuto e delineado, além de mais disposição para suas atividades. A flacidez diminuiu. Ficou mais jovem e de bem com a vida.

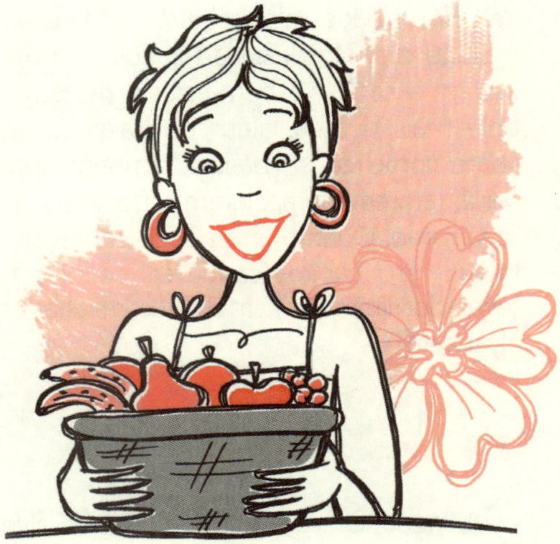

ESSA HISTÓRIA EXEMPLIFICA COMO novos hábitos devem ser adquiridos: devagar, um passo por vez, descobrindo prazer em cada evolução.

Talvez você argumente que Denise se deparou com uma conjunção de fatores favoráveis. Mas ainda que não tenha a mesma sorte, você pode provocar mudanças na sua vida. Como afirmou o sábio e pacifista Mahatma Gandhi, líder da independência da Índia: "Você deve ser a mudança que deseja ver no mundo". Isso se aplica não só a exercícios físicos mas a qualquer outro hábito que pretenda incorporar.

O esforço vale a pena. A bagagem genética tem um peso considerável no que se refere a manter a pele saudável e jovial. Contudo, sabe-se hoje que o estilo de vida influencia o ritmo do envelhecimento. Atitudes preventivas não só podem evitar doenças como retardar as mazelas do tempo. Rejuvenescer.

É impossível parecer jovem sem seguir uma alimentação adequada, descansar o suficiente e praticar exercícios moderados, atesta um *expert* no assunto, o dr. Nicholas Perricone, professor de dermatologia da Universidade Yale, nos Estados Unidos.

Este capítulo destaca hábitos que melhoram a saúde, o bem-estar e deixam a pele mais nutrida, além de trazer pistas sobre como consolidá-los. Também apresenta fatores que aceleram o desgaste do organismo. Quanto antes você começar a investir em hábitos saudáveis (e se proteger dos inimigos), melhores resultados alcançará.

Onde mora o perigo

A mudança no estilo de vida tem alvo definido: prevenir a formação de radicais livres. Em 1956, o bioquímico Denham Harman, da Universidade de Nebraska, nos Estados Unidos, formulou a teoria segundo a qual esses agentes tóxicos provocam doenças e aceleram o envelhecimento. As rugas e dobras da pele, entre outros danos, ocorrem porque os agentes agridem as células a ponto de afetar a nutrição e a oxigenação dos tecidos.

A teoria do envelhecimento pelos radicais livres ganhou credibilidade a partir de 1969 e hoje é cada vez mais aceita no meio científico. Estima-se que os radicais livres bombardeiem o DNA de cada célula milhares de vezes ao dia. A maioria é desativada por um pequeno exército de agentes químicos antioxidantes próprios.

Com o passar dos anos, porém, esse sistema deixa de operar adequadamente. Reza a teoria que nossas células se esgotam e se tornam menos eficientes para bloquear agressores. Os danos se acumulam e começamos a "enferrujar" de dentro para fora.

Existem meios de deter a oxidação (destruição das células). Uma das principais fontes de antioxidantes é a dieta balanceada. Por exemplo, a vitamina C presente em frutas cítricas protege as células contra o ataque dos radicais livres. Hábitos

Saiba mais sobre este vilão

De todo oxigênio que respiramos, cerca de 5% transformam-se em uma molécula instável e agressiva, capaz de degradar a célula onde surgiu e as vizinhas: o radical livre ou agente oxidante. Sua característica peculiar é apresentar um número ímpar de elétrons. Como os elétrons costumam estar em dupla, este solitário vai fazer de tudo para achar um companheiro, inclusive roubá-lo do primeiro átomo que cruzar seu caminho. A vítima, por sua vez, acaba se tornando instável e o processo se repete, disparando uma reação em cadeia.

As células não resistem ilesas a essas agressões. Suas membranas, proteínas e o próprio DNA podem sofrer destruição. Depois de anos, essas avarias somadas enfraquecem o organismo, causam doenças, como a aterosclerose (em que placas de gorduras endurecem e entopem as artérias) e aceleram o envelhecimento. De acordo com o bioquímico norte-americano Denham Harman, um dos pioneiros a estudar o mecanismo de formação de radicais livres, tais moléculas promovem a oxidação das células, um processo que pode ser comparado à ferrugem dos metais.

Nos últimos congressos médicos, medicamentos e outras técnicas voltadas para a remoção dos radicais livres têm sido apresentados como o futuro do rejuvenescimento.

saudáveis também aumentam nossas defesas contra esses inimigos. E, assim, ajudam a preservar a saúde e a jovialidade (*como você verá ainda neste capítulo*).

Por outro lado, alguns fatores intensificam a produção de radicais livres. Os principais são: exposição prolongada ao sol, estresse, depressão e tristeza, poluição, álcool, cigarro, alimentação desbalanceada e privação de sono, de acordo com o especialista em medicina preventiva e nutrologia Wilson Rondó Júnior. Tudo isso pode acelerar o envelhecimento. Por isso vou começar chamando a atenção para esses adversários contra os quais você precisa se proteger o quanto antes.

Alerta contra os inimigos

Conheça as principais "usinas de radicais livres" e tome as medidas recomendadas para fazer essa produção cair o máximo possível.

Raios ultravioleta Os raios solares UVA e UVB agridem a pele. Para se defender, ela sintetiza a melanina, pigmento que lhe confere cor. Assim tem início um processo inflamatório que acarreta a produção de radicais livres. Após anos de exposição, esses danos vão se acumulando até surgirem lesões no DNA das células. Os raios UVA destroem as fibras elásticas, deixando a pele flácida, enrugada e envelhecida; enquanto os raios UVB aumentam a propensão ao câncer de pele.

Pela mesma razão convém manter distância das câmaras de bronzeamento. Embora emitam basicamente raios UVA, a Academia Americana de Dermatologia declarou que são um potente acelerador do envelhecimento: 15 minutos em uma cabine equivalem a um dia inteiro de exposição ao sol.

Para se proteger ▶ Use todos os dias filtro solar com FPS 15, no mínimo, que é uma proteção UVA de mais de 85%. Ele evita manchas e previne o envelhecimento. Espalhe o produto em todas as áreas do corpo expostas ao sol – face, pescoço, colo e mãos.

* Experimente usar chapéu e roupas com protetor solar.
* Há também filtro solar por via oral, nova forma de administração que não substitui o protetor tópico, mas é um auxílio extra em caso de tumores ou manchas. Sua fórmula contém antioxidantes: chá-verde, vitaminas C e E, betacaroteno e extrato de *Polypodium leucotomos*, um caramujo que repara o dano ao DNA causado pelos raios de sol.

Estresse É o fator número 1 do envelhecimento, segundo o dr. Wilson Rondó Júnior. Entenda o porquê: no tempo das cavernas, essa reação que acelera as batidas do coração e tonifica os músculos era disparada vez ou outra, por exemplo, quando se ouvia o rugido de uma fera, para dar condições ao homem de lutar ou fugir. Hoje, não. Já acionamos essa resposta logo cedo, ao tocar o despertador, no trânsito, quando enfrentamos uma dificuldade no trabalho, na suspeita de um assalto... Estima-se que a população brasileira esteja, hoje, 50% mais estressada que há 40 anos.

Como se não bastassem os danos já citados (síntese de neuropeptídios nocivos e maior produção de radicais livres), as modificações provocadas sob efeito do estresse geram um meio bioquímico muito ácido que perturba a atividade das enzimas do intestino e reduz a assimilação de nutrientes. Para piorar, com freqüência, a mastigação também se altera. A comida é engolida às pressas porque estamos atarefados ou atrasados entre um compromisso e outro. Daí a absorção cai a menos da metade.

A partir do momento em que a pessoa passa a assimilar mais os nutrientes, ocorre uma melhora significativa de dentro para fora. O processo oxidativo é reduzido.

Para se proteger ▸ Use as técnicas de relaxamento mencionadas no capítulo anterior. Para aumentar a absorção de nutrientes, siga as sugestões do dr. Deepak Chopra:

* Transforme o ato de comer em ritual de prazer. Coma devagar, saboreando os alimentos. Comer depressa, quase sem mastigar, estimula a produção de toxinas.
* Respeite a fome e a sensação de saciedade. Coma só quando tiver fome. Não por compulsão. Evite se alimentar quando estiver muito agitada. Acalme-se primeiro. A comida serve para alimentar o corpo, não as emoções.

Cigarro Das mais de 4 mil substâncias identificadas no cigarro, 63 são cancerígenas. A nicotina, responsável pela dependência, estreita o calibre dos vasos sanguíneos, prejudicando a nutrição de todas as células, além de intensificar a produção de radicais livres. O colágeno e a elastina são atingidos em cheio. O primeiro tende a se deteriorar e a segunda a endurecer. Resultado: a pele fica flácida e sem vida.

Uma equipe da Universidade de Nagoya, no Japão, demonstrou que o cigarro induz modificações no DNA. Os cientistas adicionaram uma solução à base de seus componentes nas células encarregadas da síntese de colágeno. No dia seguinte, notaram maior concentração de enzimas que decompõem as fibras de sustentação da pele.

Bons motivos para ficar longe do cigarro

Além de aumentar os riscos de distúrbios cardiovasculares e a propensão a vários tipos de câncer, o hábito de fumar impõe prejuízos estéticos.

* Acelera o envelhecimento. Uma campanha realizada na Alemanha mostrou que fumantes há mais de duas décadas podem chegar aos 40 anos com aparência de 60. Os cabelos ficam ressecados, os olhos vermelhos, as unhas manchadas e opacas. O contorno do lábio superior adquire pequenas rugas, apelidadas de "código de barra".
* A má oxigenação e os radicais livres formados pela fumaça pioram a qualidade da pele, tiram seu brilho, alteram sua cor para um tom amarelo-acinzentado e deixam marcas de expressão.
* O tabaco fragmenta as fibras de colágeno e elastina, atrapalha sua formação e ainda compromete o estoque de vitamina C. As conseqüências são rugas e flacidez.
* Interfere na cicatrização, prejudicando o resultado dos procedimentos estéticos.

Para se proteger ▸ Busque ajuda médica para abandonar o vício. Trabalhos mostram que muitos fumantes tentam parar por conta própria, mas só uma minoria consegue (em torno de 7%). O tratamento aumenta as chances de sucesso ao aliviar os sintomas da síndrome de abstinência enquanto a pessoa procura reorganizar sua vida sem o cigarro.

Poluição Outra fonte notória de radicais livres. Calcula-se que a poluição roube um ano e meio da expectativa média de vida do paulistano, o equivalente a fumar de dois a três cigarros por dia, sem querer, segundo dados do Laboratório de Poluição Atmosférica Experimental da Faculdade de Medicina da Universidade de São Paulo (USP).

A poluição aumenta o risco de doenças pulmonares, agrava as crises de asma, favorece o aumento da pressão arterial e tem sido apontada como um dos responsáveis pela queda da fertilidade no mundo. Pesquisas verificaram ainda uma redução da capacidade cognitiva em dias de maior concentração de poluentes. E, para completar, deixa a pele repleta de impurezas.

Para se proteger ▸ Não basta exigir dos governos a redução da emissão de poluentes. Cada um precisa colaborar também.

* Use menos o carro, mantenha o motor sempre bem regulado e opte por combustíveis mais limpos.
* Sempre que possível, evite os corredores de tráfico intenso nos horários de *rush*, quando a concentração de poluentes é mais alta.
* Evite praticar exercícios em ruas movimentadas. Caminhada, corrida e bicicleta aumentam o aporte de oxigênio aos tecidos. Mas nesse caso, há risco de inalar mais poluentes. Prefira locais e horários de menor movimento.

Álcool O uso prolongado e em altas doses lesa vários órgãos. O fígado, encarregado de drenar toxinas, é o principal afetado, seguido das células nervosas. Abusos fazem a pressão arterial subir. Aumentam o risco de depressão. E tem ainda o inconveniente de prejudicar o controle do peso: o álcool oferece calorias de mais e nutrientes de menos. Cada grama de álcool contém 7 calorias, mais do que a quantidade equivalente de carboidratos e proteínas (contém 4 calorias por grama) e só perde para a gordura que fornece 9, como explica a nutricionista Mariana Lindemberg.

No que se refere à estética, dificulta a eliminação de toxinas, altera a produção de enzimas, provoca desidratação e compromete a nutrição da pele. Beber em excesso pode causar dilatação permanente dos pequenos vasos sob a superfície da pele, que se tornam aparentes. Pode, também, aumentar a atividade das glândulas sebáceas.

As mulheres absorvem mais álcool do que os homens por possuírem mais gordura no corpo e menor quantidade da enzima desidrogenase alcoólica, encarregada de metabolizar o etanol. Portanto, precisamos ser muito mais cautelosas.

Para se proteger ▸ Modere o consumo. Limite-se a uma taça de vinho, uma lata de cerveja, um copo e meio de chope ou uma dose de uísque por dia.

A boa notícia é que a produção excessiva de radicais livres pode ser revertida ao privilegiar hábitos saudáveis. As conseqüências, bem-vindas, aparecem na pele.

Hábitos essenciais

Eu estava com 18 anos quando reparei que outras garotas da minha idade tinham um corpo muito melhor do que o meu. Então resolvi investir para mudar isso. Procurei uma nutricionista que me deu orientações para melhorar a minha dieta e ficar mais "sarada". Fui até uma academia e comecei a participar de aulas de ginástica com *step* porque tinham música, eram movimentadas e divertidas. Ia duas vezes por semana.

À medida que fui percebendo o resultado e ouvindo os primeiros elogios, aumentei a freqüência para três vezes por semana. Iniciei a musculação para deixar os músculos mais definidos. Passei a ir quatro vezes. Já faz alguns anos que vou à academia todos os dias. Faço *spinning* (um tipo de bicicleta estacionária que simula trajetos ao ar livre), musculação, alongamento, caminhada, e ando de *bike* na praia.

Sou uma pessoa muito disciplinada: sigo uma alimentação balanceada durante a semana, sem comer doce, gordura. E, no fim de semana, libero um pouco. Viajo para a praia, curto meus amigos e familiares.

Recado da autora

Ouço muito no consultório: "Eu não consigo ir à academia porque trabalho o dia inteiro". Eu também trabalho o dia todo, um período de 12 a 14 horas. Por isso vou à academia de manhã cedo. Também escuto a desculpa: "Não consigo comer direito porque almoço fora todo dia". Também como fora, em restaurante por quilo, e procuro fazer escolhas sensatas. Se os horários estão apertados, levo para o consultório comidas saudáveis. Quem trabalha na rua pode ter sempre na bolsa barras de cereais. O importante é se munir de alimentos de baixa caloria para seguir firme na dieta.

Sou a médica da constância. "Devagar e sempre é o lema." Tanto para alimentação, ginástica, tratamentos...

Afinal, de que adianta se comprometer a usar dezenas de cremes, seguir tudo à risca no primeiro mês e depois não fazer mais nada? Ou se preocupar com a boa forma só em setembro, quando as temperaturas começam a subir, para ficar bem no biquíni e abandonar tudo nos meses de inverno?

Se quiser ficar bonita, jovem e saudável, precisa ter disciplina e perseverança. As mudanças devem fazer parte da sua vida e assim você colherá os frutos a médio e longo prazo.

Mas trace metas possíveis. Lembre-se de que a verdadeira beleza vem do equilíbrio.

Muita gente resolve mudar tudo de uma vez. Quer fazer uma virada de 180 graus. Vai até uma academia, escolhe um plano semestral, freqüenta algumas aulas e logo desiste. Metade abandona a prática seis meses após o início da atividade, constatou o professor de educação física, palestrante e consultor Fabio Saba em pesquisa realizada para seu mestrado em Educação Física pela Universidade de São Paulo (USP).

A persistência decorre do hábito, ensina o especialista: "Para desenvolvê-lo, as pessoas precisam gostar, não só do resultado. Têm que se apaixonar pelo processo. O prazer não deve estar só no objetivo final a ser alcançado – melhor forma física, equilíbrio da saúde, alívio do estresse – mas em todo o trajeto".

A primeira ação, portanto, é assumir uma nova postura. Investir em um estilo de vida saudável como um projeto amplo, seguindo a estratégia de dar um passo por vez. Como diz o provérbio oriental atribuído ao sábio Lao-Tsé: "Até a mais longa jornada começa sempre com o primeiro passo".

Alcançado um resultado, celebre a vitória, trace uma nova meta e prossiga. Assim, aos poucos, você começa a criar uma nova rotina. Essa é a melhor maneira de produzir grandes e duradouras mudanças.

Alimente-se bem!

Modernos estudos comprovam o que dizia Hipócrates, o pai da medicina, na Grécia Antiga: "Você é o que você come". A alimentação é, portanto, a base da saúde. Acrescento: não só da saúde mas também da beleza, da jovialidade. Um cardápio balanceado é requisito importante para ter um corpo forte e flexível e um sistema imunológico eficiente, além de uma pele luminosa e macia, cabelos brilhantes e sedosos.

Se faltam calorias, carboidratos, proteínas, vitaminas e minerais, a resistência cai, cresce a vulnerabilidade a doenças, perde-se a disposição, a pele e os cabelos enfraquecem. Só para citar um exemplo: as proteínas são de suma importância, pois fornecem aminoácidos que constituem a matéria-prima para o colágeno. O equilíbrio entre os nutrientes é fundamental para se obter saúde e bem-estar, além de melhorar a auto-estima.

Como saber se sua alimentação oferece ao organismo alimentos de todos os grupos e, por meio deles, energia e nutrientes suficientes para suas atividades diárias? O *Guia alimentar brasileiro*, publicado em 2005 pelo Ministério da Saúde, orienta como elaborar na prática uma dieta balanceada. (*Veja no quadro O adulto deve comer diariamente.*)

Lembre-se de beber água: pelo menos 2 litros (de 6 a 8 copos por dia), no intervalo entre as refeições, como recomenda o *Guia alimentar brasileiro*.

O ser humano agüenta ficar até dois meses sem ingerir comida. Mas bastam três dias sem água para que o organismo entre em pane.

A água é o componente básico de todos os líquidos corporais (sangue, linfa, suco digestivo, urina e transpiração) e participa de quase todas as funções orgânicas (circulação, digestão, absorção e eliminação de detritos). Não é à toa que pelo menos 60% do nosso corpo compõem-se de água, explica o dr. Wilson Rondó Júnior.

Fora isso, ela é necessária para manter a pele hidratada. A falta de hidratação acelera o aparecimento de rugas. Também auxilia no combate à celulite: favorece a remoção de toxinas pela circulação linfática e melhora o fluxo de sangue no local.

Coincidência ou não, um dos segmentos que mais cresce no mercado é o de águas com sabores e propriedades especiais. Há versões com sabor, opções com maior dosagem de oxigênio (ajuda a desintoxicar o organismo, segundo o fabricante) e até ricas em sílica, mineral originário de um vulcão japonês que, acredita-se, protege os tecidos contra o envelhecimento.

Mas não espere ter sede para beber água. Quando a sede aparece, o corpo já está desidratado. Procure tomar três copos de água pela manhã, três durante a tarde e três à noite, recomenda a nutricionista Mariana Lindemberg.

O adulto deve comer diariamente:

* 6 porções de arroz, pães, massas, se possível integrais, tubérculos e raízes.
* Pelo menos 3 porções de frutas e legumes como parte das refeições e pelo menos outras 3 nos lanches e sobremesas.
* 1 concha média de feijão (ou leguminosa: soja, ervilha, lentilha), combinado com arroz, na seguinte proporção: 2 colheres (de servir) de arroz para 1 de feijão.
* 3 porções de leite e derivados.
* 1 porção (200 g) de carnes, peixes ou ovos.
* 1 porção (2 colheres de sopa) de óleos vegetais, azeite ou margarina (sem gordura trans).
* Não mais do que 1 porção (do grupo dos açúcares e doces).

Fonte: Guia alimentar brasileiro, *Ministério da Saúde, 2005.*

Convém, ainda, evitar alimentos industrializados ricos em sódio, como embutidos, carnes salgadas, enlatados e sopas, molhos e temperos prontos. Eles aumentam a retenção de líquidos, promovendo inchaço. Prefira alimentos naturais.

Estrelas do cardápio

Certos alimentos merecem destaque porque, além de vitaminas, minerais e outros nutrientes, trazem também valiosos compostos químicos com o poder de

Alimentos benéficos para a pele
A nutricionista Mariana Lindemberg aponta os maiores aliados da beleza e da juventude.

Nutriente	Principais fontes	Ação na pele
Vitamina A	Fígado, gema de ovo, iogurte, leite e derivados.	Antioxidante. Restaura e constrói novos tecidos, auxilia no controle da acne e queda de cabelos.
Betacaroteno (pró-vitamina A)	Abóbora, agrião, batata-doce, brócolis, cenoura, couve, damasco, espinafre, mamão, melão, pêssego, tomate.	A mesma da vitamina A.
Vitamina C	Abacaxi, acerola, agrião, caju, goiaba, laranja, limão, tomate, morango, pimentão, tangerina.	Protege contra os raios ultravioleta. Preserva a estrutura das fibras e do colágeno.
Vitamina E	Abacate, amêndoa, avelã, azeite de oliva, castanha-do-pará, cereais integrais, gérmen de trigo, pães integrais.	Antioxidante. Preserva a membrana celular e reforça a ação da vitamina C.
Magnésio	Nozes, leguminosas, milho, cenoura e frutos do mar.	Atua na formação de tecidos, participa da contração e do relaxamento muscular.
Selênio	Grãos integrais, peixes, castanha-do-pará.	Antioxidante. Protege as células dos radicais livres, auxilia na firmeza dos tecidos.
Zinco	Algas, ostras, leite e iogurte, carnes, grãos.	Estimula a ação de enzimas que combatem os radicais livres, fortalece o sistema imunológico.
Licopeno	Tomate (inclusive molho e suco), morango, goiaba vermelha, melancia.	Antioxidante. Atua na cicatrização dos tecidos.
Ômega 3	Salmão, bacalhau, sardinha, atum, sementes de linhaça.	Alivia inflamações e protege os vasos sanguíneos.
Polifenóis	Suco de uva, vinho tinto, ameixa, chá-verde.	Combate os radicais livres, auxilia no tratamento da celulite e protege os vasos sanguíneos.

neutralizar os radicais livres, prevenindo o envelhecimento e reforçando o sistema imunológico. Por isso levam o nome de alimentos funcionais. Diversas frutas, verduras, legumes, nozes, grãos e peixes fazem parte desse time. (*Confira no quadro Alimentos benéficos para a pele.*)

Um estudo publicado no *Journal of the american college of nutrition* concluiu que idosos com alto consumo de peixes ricos em ácidos graxos Ômega 3 e verduras ao longo de sua vida tinham menos rugas.

Outra vantagem desses alimentos repletos de antioxidantes é a capacidade de melhorar a resistência da pele contra os raios solares. Portanto, vale a pena colocar na mesa produtos amarelo-alaranjados e frutas vermelhas, fontes de betacaroteno, que estimulam a produção de células cutâneas, e vitamina C, fundamental para a produção de colágeno. Entre eles, podemos citar: laranja, limão, maracujá, acerola e carambola.

No que tange aos minerais, um dos mais importantes para a pele é o zinco (encontrado em cereais fortificados, berinjela, carnes bovinas, frutos do mar, castanha-do-pará, feijão, *kani kama*, queijos), informa a nutricionista Mariana Lindemberg. Ele ativa enzimas que ajudam a produzir colágeno e novas células, facilita a cicatrização de pequenos cortes, como os que aparecem após depilação com lâmina, e ainda tem efeito antiinflamatório, auxiliando no tratamento da acne. É também um importante fortificante para quem tem unhas e cabelos quebradiços.

A pele ganha um reforço contra os radicais livres quando os alimentos funcionais entram no cardápio diário. Um exem-

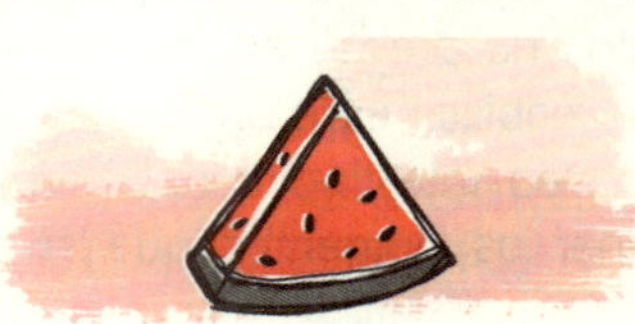

Dieta antioxidante

Total calórico: 1.240,94

Café-da-manhã (calorias: 193,05)
- 1 colher (chá) cheia (4 g) de chá-verde ou a sua escolha para preparar uma infusão.
- 1 fatia média (25 g) de pão de trigo integral.
- 1 colher (sopa) cheia (15 g) de requeijão *light*.
- 100 g de peito de peru defumado.

Lanche da manhã (calorias: 34,58)
- 10 unidades (120 g) de morango.

Almoço (calorias: 505,33)
- 4 colheres (sopa) cheias (100 g) de arroz integral cozido.
- 4 colheres (sopa) (80 g) de salada de soja.
- 1 filé médio (80 g) de salmão grelhado.
- 3 colheres (sopa) cheias (54 g) de espinafre cozido.
- 1 copo (200 ml) de suco de uva.
- 1 fatia fina (60 g) de abacaxi.

Lanche da tarde (calorias: 50,24)
- 1 unidade (80 g) de leite fermentado.

Jantar (calorias: 457,69)
- 3 folhas (15 g) de alface.
- 1 unidade pequena (70 g) de tomate.
- 1 colher (sopa) cheia (15 g) de pepino com casca.
- 2 colheres (sopa) cheias (70 g) de cenoura crua.
- 1 unidade média (8 g) de castanha-do-pará.
- 3 colheres (sopa) cheias (75 g) de arroz integral.
- 1 filé médio (80 g) de atum grelhado.
- 2 colheres (sopa) cheias (70 g) de couve-de-bruxelas cozida.
- 1 copo (200 ml) de limonada.

Ceia (calorias: 0,05)
- 1 xícara de chá de camomila feita com 1 colher (chá) (4 g).

plo de como fazer isso é a dieta desintoxicante, organizada por Mariana Lindemberg. (*Veja no quadro Dieta antioxidante.*)

Detalhe: ela fornece apenas 1.240 calorias, portanto, é indicada para quem deseja emagrecer, colocando por terra a velha crença de que a pele paga o preço pelos quilos perdidos: o rosto fica opaco, fragilizado e sem vida e os fios de cabelos começam a cair. Um aporte adequado de antioxidantes previne esses danos.

Poderosas fibras

Desbotada, ressecada e sem vida. Assim estava a pele de Marlene, 26 anos, quando veio me procurar. Sua expressão cansada fazia crer que era bem mais velha. Embora fosse rigorosa no uso de hidratantes, não ligava a mínima para alimentação. Comia qualquer coisa para matar a fome. Poucas frutas e quase nenhuma verdura.

Perguntei do seu intestino. Disse que era preso e já estava desanimada porque não havia jeito de melhorar. Expliquei que por isso sua pele estava tão maltratada: a prisão de ventre favorece a retenção de toxinas altamente nocivas. Chamei a atenção para a necessidade de consumir mais fibras e a encaminhei para uma nutricionista a fim de orientar sua dieta. Receitei outros cosméticos mais apropriados ao seu caso e incentivei a prática de atividade física diária para estimular o intestino.

"Você deve ter uma noção de prazer e uma noção de disciplina para estar realmente bem. Tem que ter um corpo tratado, viver ocupada e preocupar-se menos. Para ter estilo, viva corretamente e aceite desafios."

Diana Vreeland (1910-1980),
editora de moda das revistas *Vogue* e *Harper's Bazar*

Marlene foi seguindo as recomendações e sua pele começou a dar sinais de vida. Seis meses depois, parecia outra pessoa. Seu intestino havia se regularizado e a pele ficou nova em folha.

Quem deseja ter uma pele bonita e com vida precisa assimilar bem os nutrientes, o que requer um intestino funcionando a pleno vapor. Sete em cada dez mulheres, no entanto, padecem de prisão de ventre.

Há casos em que as idas ao banheiro acontecem apenas uma vez por semana, enquanto o ideal, segundo o dr. Wilson Rondó Júnior, seria de duas a quatro vezes por dia. "O intestino funcionar corretamente é pré-requisito para a saúde e a qualidade de vida", avisa o especialista em medicina preventiva.

Maior até do que a própria pele, o intestino mede nada menos do que 7 metros de comprimento. Se cada uma das dobras existentes nas suas paredes fosse aberta a fim de estendê-lo completamente, seria possível cobrir uma quadra de tênis. Apesar dessas dimensões, durante muito tempo ele foi tratado como um "cidadão de segunda classe". Nas últimas décadas, porém, estudos sobre a importância dos alimentos na prevenção de doenças permitiram reabilitar esse órgão.

Cabe ao intestino a nobre tarefa de selecionar os nutrientes que sustentam a nossa vida. Quando toxinas e impurezas ficam retidas ali (no caso de prisão de ventre), a absorção de nutrientes tende a cair. E a defesa interna também sai perdendo. Acredite: esse órgão responde por 60% do nosso potencial imunológico, informa o dr. Wilson Rondó Júnior. Os linfócitos B, que formam os anticorpos (ou imunoglobulinas) defensores do organismo, são produzidos especialmente na mucosa intestinal.

O maior aliado do intestino são as fibras, encontradas nas paredes dos vegetais. Por não serem 100% digeridas, aumentam o volume das fezes e as contrações naturais desse órgão. E assim, ajudam a combater a prisão de ventre. Estudos mostraram que a maioria das pessoas que se queixa desse mal ingere poucas fibras.

Eis alguns alimentos ricos desse nutriente, que também colabora na redução do colesterol e no controle da diabete: aveia, frutas (principalmente na casca), verduras (como escarola e brócolis, sobretudo nos talos), feijões, soja, cereais integrais (arroz e pão integral), grãos, nozes e sementes (linhaça e gergelim). Recomenda-se ingerir de 25 a 30 gramas por dia, o que pode ser atingido com uma alimentação balanceada.

Exercícios físicos na dose certa

A lista de benefícios associados à prática regular de exercícios físicos só faz aumentar. Eles ativam a circulação sanguínea, estimulam a respiração, fortalecem os ossos, preservam a elasticidade dos músculos e a flexibilidade das articulações, ajudam no controle do colesterol, da diabete e da pressão arterial, melhoram o sono, o humor... Quer dizer, o conceito moderno de atividade física visa sobretudo ao bem-estar.

Segundo o médico americano Michael Roizen, autor do best seller *Idade verdadeira – como ficar emocional e fisicamente mais jovem*, quem mantém o hábito diário de se exercitar pode subtrair até dez anos de sua idade cronológica.

Com a prática regular, a pele é mais oxigenada e recebe hormônios essenciais para sua renovação, por isso suas células eliminam toxinas e se regeneram mais rápido, informa o professor de educação física e fisioterapeuta Ronaldo Alves do Nascimento, que atua como *personal trainer* e dá aulas em academias paulistanas.

Para que esses benefícios sejam alcançados, o principal é escolher uma atividade do seu gosto, daí o exercício se torna uma prática agradável, salienta o professor.

Atualmente, as opções são muito variadas. Já se foi o tempo em que as academias se limitavam a aulas de ginástica, natação e musculação. Esses templos de malhação tiveram um grande crescimento nos últimos oito anos. Em 1999, o Brasil contava com cerca de 4 mil academias. Em 2007, esse número pulou para 7 mil.

O cardápio de atividades também se ampliou incluindo diversas modalidades de ginástica dentro e fora d'água, novíssimos aparelhos, aulas de dança e até opções de "malhação zen": ioga, tai chi chuan, artes marciais, pilates. Há também atividades específicas para quem dispõe apenas de meia hora diária.

Fora isso, é possível treinar nos clubes e salas de ginástica de condomínios. Centros sociais de comunidades e associações oferecem aulas gratuitas ou de baixo custo. E você ainda pode caminhar, andar de bicicleta e acompanhar aulas nos parques e praias. "O que dá muito resultado é reunir um grupo de amigos com o mesmo objetivo e juntos participarem das atividades", orienta o professor Ronaldo do Nascimento.

Recado da autora

Quando um paciente me diz que odeia exercícios físicos, minha reação é ampliar o leque. Mostrar que há muitos caminhos para se entrar em forma. Por exemplo: fazer aula de dança, andar de bicicleta ou simplesmente caminhar. Aí começo a negociar: que tal se exercitar por meia hora uma vez por semana? No retorno, pergunto como foi e proponho um pequeno acréscimo: esticar o treino para duas vezes por semana. É mais sensato iniciar com uma meta modesta e cumpri-la do que propor um objetivo fora do seu alcance. Não dá para transformar uma pessoa sedentária em atleta de um dia para o outro. Mas é possível condicionar aos poucos o cérebro para a prática do exercício, entendendo que faz bem para a saúde e ajuda a ter um corpo legal.

Para quem está sedentário e deseja entrar em forma as recomendações são:

1. Estabeleça um objetivo – Em geral, os motivos são: emagrecimento, condicionamento físico e indicação médica. Mas aqui vale uma ressalva: essa meta precisa ser traçada a partir do próprio referencial. "Nem sempre dá para ficar com o corpo igual ao de uma celebridade. É preciso levar em conta as características, aptidões e limitações individuais", avisa o *personal trainer*.

2. Faça avaliação física – Conduzida geralmente por um professor de educação física, procura diagnosticar o nível de condicionamento físico do aluno, sua postura, a proporção entre músculos e gorduras para direcionar o treino às suas necessidades. O ideal é que previamente seja efetuado um *check-up* médico para levantar as condições de saúde da pessoa e individualizar mais o programa.

3. Tenha acompanhamento de professor, treinador ou *personal trainer* – Dessa forma, você recebe estímulo e orientação para alcançar seus objetivos sem cometer equívocos: fazer posturas e movimentos errados; exagerar na dose ou utilizar cargas pesadas que ofereçam perigo de lesões ou dores intensas; ser atleta de fim de semana, caminhar em pleno sol do meio-dia sem beber água. O condicionamento físico melhora gradualmente e não se expõe a saúde a riscos.

Os programas variam conforme o objetivo (*veja o quadro Dicas para entrar em forma*). Em geral, incluem exercícios aeróbicos (aqueles que aumentam o consumo de oxigênio, melhoram a condição cardiorrespiratória e favorecem a perda de peso), fortalecimento muscular e alongamento, para desenvolver um condicionamento completo que inclui força, resistência, flexibilidade e coordenação motora. Bastam 30 minutos de prática para a produção das valorizadas endorfinas.

O treino deve considerar, ainda, a faixa etária, porque as necessidades e o metabolismo mudam conforme a idade da mulher. O exercício físico regular pode minimizar ou mesmo retardar as mudanças que acompanham a passagem do tempo, melhorando a resistência, a auto-estima, a disposição e a estética corporal.

* **Aos 20 anos** – O organismo ainda está se desenvolvendo. Invista em atividades que fortaleçam músculos e ossos e melhorem o condicionamento cardiovascular.
* **Aos 30 anos** – Aos poucos os músculos cedem lugar às gorduras e a pele fica mais vulnerável à flacidez. Faça exercícios de força muscular e um pouco de aeróbicos.
* **Aos 40 anos** – A tendência a ganhar peso aumenta, bem como a perda

Dicas para entrar em forma

O treino deve ser direcionado aos objetivos e necessidades de cada pessoa, orienta o professor de educação física Ronaldo Alves do Nascimento:

1. **Emagrecimento** – Prefira atividades aeróbicas e intervaladas como caminhada, trote, corrida, bicicleta, natação, *spinning* ou *bike indoor*. Elas estimulam a produção de hormônios que favorecem a transformação de gordura em energia.
   - Duração: de meia a uma hora.
   - Freqüência: comece treinando meia hora duas vezes por semana, depois passe para três vezes, em seguida aumente a duração do treinamento para uma hora, até evoluir para cinco ou seis dias por semana.
   - Dicas: respeite seus limites. Se exagerar, o organismo bloqueia os picos hormonais necessários para queimar gordura. Reduza as calorias da dieta.
2. **Musculação** – O treino deve enfatizar exercícios com carga e alongamento para desenvolver resistência e flexibilidade.
   - Duração: uma hora.
   - Freqüência: comece duas vezes por semana, depois aumente progressivamente a freqüência, bem como o número de repetições e a intensidade das cargas.
   - Dicas: no início, o programa pode ser geral (abranger vários grupos musculares), depois o treino pode ser fracionado e mais elaborado, privilegiando exercícios específicos para braços, pernas, glúteos, costas etc.
3. **Melhora da saúde** – O programa deve ser planejado conforme as necessidades específicas como, por exemplo, ampliar a condição cardiovascular ou readquirir força muscular após uma lesão. O professor de educação física deve checar com o médico.
   - Duração: variável conforme o quadro.
   - Freqüência: variável; em casos de reabilitação pode ser diária.
   - Dicas: avanços devem ser lentos e progressivos, conforme o grau do problema.

muscular. Musculação, ioga e pilates ajudam a manter a massa muscular; os exercícios aeróbicos trabalham o condicionamento cardiovascular e a queima de gordura.

* **Aos 50 anos** – O déficit de estrogênio associado à menopausa (parada da menstruação) pode acelerar a perda de massa óssea, aumentar o peso, e prejudicar o controle do colesterol. Faça exercícios de força muscular (contra osteoporose e flacidez) e aeróbicos para prevenir doenças cardiovasculares.

Em todos esses momentos da vida, mas especialmente depois dos 40 anos, o alongamento é necessário para manter a flexibilidade de músculos e articulações. Seja lá qual for o programa de treinamento, tenha como princípio manter-se mais ativa no dia-a-dia, realizando atividades simples e prazerosas como colocar um CD e dançar, andar mais a pé, levar o cachorro para passear, usar as escadas. A finalidade não é virar uma atleta, mas incorporar a atividade física à sua vida.

Sono, amigo da beleza

Dormir bem é fundamental para o corpo, a mente e também a pele. As células se regeneram, a defesa se reorganiza e a mente se recupera durante o descanso noturno.

A privação do sono causa sonolência diurna, irritação, ansiedade, falta de concentração, déficit de memória, além de olheiras e aparência abatida. Mas o pior é a redução na síntese do hormônio do crescimento, essencial para a renovação dos tecidos. É esse hormônio que otimiza o aproveitamento dos nutrientes, repara o impacto causado pelo estresse, revitaliza as células. Por isso, quem vara madrugadas insone envelhece mais rápido. Como o hormônio é liberado durante três picos — pela manhã, logo depois do almoço, e sobretudo à noite, após as 22h30 —, o ideal é ir para a cama até as 23 horas.

Outros hormônios benéficos caem na corrente sanguínea durante o repouso noturno, explica a endocrinologista Christiane Sobral, filiada à Sociedade Brasileira de Endocrinologia e Metabologia e à *American Society of Endocrinology*. Por isso, na falta dele, o estresse aumenta e há vasoconstrição da pele, isto é, os calibres dos vasos sanguíneos que a irrigam se estreitam, o que a torna menos viçosa e mais propensa a rugas precoces.

E, para completar, a privação de sono altera os picos da leptina, hormônio ligado ao apetite e ao controle do peso. Por isso dormir pouco ou mal faz engordar. Investigadores do Centro de Pesquisas Sobre Obesidade da Universidade de Colúmbia, nos Estados Unidos, concluíram que dormir cinco horas por noite aumenta em 50% a probabilidade de engordar em comparação aos que dormem uma noite completa. Para chegar a essa conclusão, foram analisados 18 mil voluntários de um estudo nacional sobre saúde e nutrição realizado nos anos 1980 com pessoas entre 32 e 59 anos de idade.

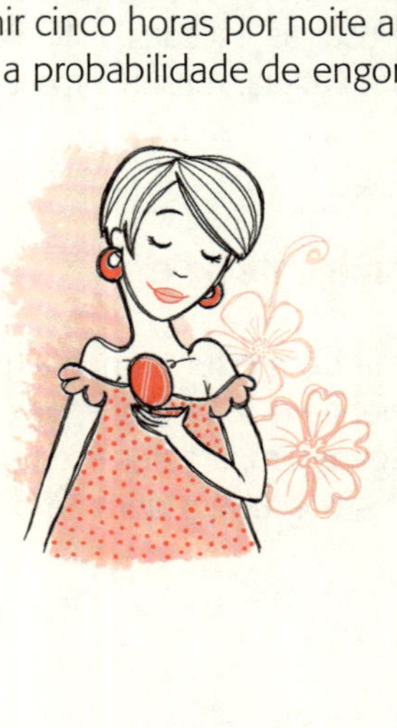

Para dormir melhor

Em seu livro *Durma bem — dicas para um sono feliz*, o neurologista Rubens Reimão, líder do Grupo de Pesquisa Avançada em Medicina do Sono do Hospital das Clínicas da USP, dá algumas dicas para evitar noites em claro:

* Procure ter hábitos regulares, como ir para cama e acordar sempre no mesmo horário. Assim você acerta o seu "relógio interno".
* Mantenha o quarto escuro, silencioso e com temperatura agradável.
* Desligue a televisão antes de dormir ou, se possível, remova esse e outros aparelhos estimulantes do quarto, como é o caso do computador.
* Diminua o consumo de bebidas estimulantes, como café, chá-preto e mate, em especial à tarde e à noite.
* Dedique-se a uma atividade relaxante antes de ir para a cama: tome um banho quente, faça uma massagem, pratique exercícios respiratórios ou relaxamento, ouça uma música suave. Isso ajuda a liberar as tensões do dia.

Contudo, para avaliar a qualidade do sono não se leva em conta apenas o número de horas de descanso. O principal é a disposição no dia seguinte. De modo geral, uma mulher saudável precisa dormir entre seis e oito horas por noite para ter um sono reparador. Existe, porém, quem se satisfaz com menos e quem precisa de dez horas ou mais para acordar bem pela manhã.

Algumas providências ajudam a combater a insônia (*veja quadro Para dormir melhor*). As técnicas de relaxamento citadas no capítulo anterior costumam ser úteis. Mas se as noites em claro começarem a se repetir, vale a pena procurar auxílio médico especializado.

O contra-ataque

Além dos hábitos saudáveis, há tratamentos capazes de remover toxinas e contra-atacar os radicais livres. Esses tratamentos compartilham a visão integral do ser humano (corpo, mente, espírito) e a ênfase na desintoxicação. É o caso da naturopatia, ciência médica difundida sobretudo na Alemanha, que lança mão de dietas, exercício físico, massagens e plantas medicinais para purificar e revitalizar o organismo. E também da medicina ayurvédica, tradicional da Índia, que utiliza ervas, minerais, óleos aromáticos, dieta especial, entre outras terapias naturais, para promover a cura.

Na minha prática, porém, costumo indicar dois outros métodos terapêuticos mais recentes e que se complementam: a medicina das funções e a medicina ortomolecular.

A medicina das funções ou oligoterapia surgiu na França em 1932, a partir das experiências do médico Jacques Ménétrier e se difundiu pela Europa. Seu objetivo é restabelecer as funções vitais por meio da suplementação com oligoelementos, palavra que deriva do grego *oligo* e significa pouco, traços, vestígios. Oligoelemento é todo mineral presente no organismo em pequena quantidade.

Ela parte do princípio de que a carência de alguns minerais (ou a sua desativação por agentes tóxicos como fumo, estresse e poluição) altera a atuação das enzimas catalisadoras, encarregadas de mediar todas as reações bioquímicas do organismo. É o caso da ptialina da saliva, fundamental para que a digestão tenha início na boca.

Em conseqüência, algumas funções orgânicas saem da normalidade, o que predispõe o organismo a doenças e acelera o envelhecimento. Alguns sintomas desse desequilíbrio são: oscilação de peso, cansaço, mau humor, ansiedade e insônia.

Os oligoelementos contribuem para recuperar a saúde e o bem-estar. O enxofre, por exemplo, ativa o fígado. O manganês estimula a quebra da gordura. O fósforo regulariza o sistema nervoso central.

Seu efeito sobre a beleza é surpreendente. Por isso, a oligoterapia está em alta. Selênio, fósforo, manganês, zinco, ferro e cobre são alguns dos minerais receitados para regularizar o intestino, promover a perda de peso e de medidas, ativar a drenagem de líquidos, combater gordura localizada, celulite e flacidez, definir o contorno corporal, aumentar a vitalidade da pele, das unhas e dos cabelos.

Para descobrir os minerais em falta no paciente, faço um longo questionário que possibilita traçar o seu perfil. Depois, prescrevo um gel com oligoelementos a ser espalhado em áreas como antebraços, abdômen e pés para atuação transdérmica e *sprays* sublinguais. E, aos poucos, as funções orgânicas voltam ao equilíbrio.

Quando a intenção é eliminar metais tóxicos, remover os radicais livres existentes no corpo e prevenir a formação de novos agressores, a escolha recai sobre a medicina ortomolecular. Criada em 1968 pelo cientista americano Linus Pauling, ganhador de dois prêmios Nobel, utiliza a bioquímica e a nutrição para brecar o processo oxidativo a fim de prevenir doenças e rejuvenescer.

Antioxidantes de uso oral			
Tipo	**Ativo**	**Origem**	**Efeito**
Fitoterápicos	Asiaticoside	Centelha asiática	Estimula a circulação, regula a queima de gordura e é firmador.
	Castanha-da-índia	Extrato seco da *Aesculum hippocastanum*	Vasoprotetor e anticelulítico.
	Ginkgo biloba	Extrato seco do ginkgo biloba	Antioxidante, normaliza a circulação e combate a celulite.
	Coffe berry	Derivado do miolo do café	Um dos mais poderosos antioxidantes dos últimos tempos.
	Resvetrol	Uva	Protege a pele contra a radiação ultravioleta.
Orgânicos	Exynutriment	Silício orgânico estabilizado em colágeno marinho	Ajuda a manter a firmeza, a elasticidade e o tônus da pele. Combate a ação de radicais livres e o envelhecimento.
	Bioart	Extraído da *Chrondus crispus*, planta do Mar Ártico	Tem ação antioxidante e *anti-aging*.
	Radicare	Composto de plantas asiáticas	Melhora a circulação e o sistema imunológico, combate os radicais livres e protege o DNA.

"Nossa longevidade aumentou, por isso é importante traçarmos estratégias para retardar o processo de degeneração, minimizando os dados do DNA", argumenta o especialista em medicina preventiva e ortomolecular Wilson Rondó Júnior. Ele propõe duas armas para preservar a juventude: antioxidantes e reposição hormonal.

Vitaminas, minerais e aminoácidos (precursores de proteínas) são agentes capazes de bloquear os radicais livres. Por isso, suplementos à base desses antioxidantes têm sido apontados nos congressos médicos como o futuro do rejuvenescimento. Vários deles exercem efeito benéfico sobre a beleza quando utilizados por via oral. Os mais celebrados são os derivados de fitoterápicos, ainda mais na versão orgânica.

Há outros que também considero úteis como os clássicos vitaminas C e E e os mais recentes: o chá-verde, a coenzima Q 10, o picnogenol, o ácido lipoico e o complexo de sais minerais. A lista inclui, ainda, os estimuladores do colágeno (asiaticoside, exynutriment, bioart, radicare e PROV 2) e suplementos que realçam o brilho da pele, como Oenobiol, Inneov, Imedeen e sílica.

Outro aliado é a glutamina, aminoácido precursor do hormônio do crescimento, recomendada para pessoas que fazem treinamento físico intensivo.

Mas devo fazer uma ressalva: todos esses produtos requerem supervisão médica porque têm indicações precisas e também efeitos colaterais.

E por falar em hormônio

A segunda arma antienvelhecimento proposta pelo dr. Wilson Rondó Júnior é o uso de hormônios. Segundo o especialista, eles podem estender a longevidade em pelo menos 20 anos. Mas essa estratégia está longe de um consenso no meio médico.

Hormônios são tema importante para nós, mulheres, pois seus altos e baixos afetam nossa vida. Nosso corpo oscila sob o comando do estrogênio e da progesterona.

Do oitavo dia do ciclo menstrual até a ovulação, reina o estrogênio, hormônio que nos confere as curvas e a sensualidade, visando à reprodução. A pele fica mais nutrida e luminosa, os cabelos sedosos. A mulher sente-se mais bonita e atraente.

Na segunda metade do ciclo, sob domínio da progesterona, há um acúmulo de energia para uma eventual gravidez. A mulher pode ter mais apetite, reter líquidos e ficar com a pele mais oleosa.

"Não temos que ser vítimas dos hormônios, mas parceiros", orienta o ginecologista Eliezer Berenstein no livro *A inteligência hormonal da mulher*, no qual ensina como fazer do ciclo menstrual um aliado do equilíbrio feminino.

Para enfrentar incômodos associados aos hormônios, como a tensão pré-menstrual, ele sugere observar o corpo, as oscilações e as emoções no período pré-menstrual e anotar tudo numa espécie de diário "hormoniobiográfico". Depois, tomar providências para reorganizar sua rotina ou equilibrar as substâncias com auxílio médico.

A partir dos 35 anos, quando a produção hormonal cai, o ritmo de envelhecimento tende a se acentuar, especialmente após a menopausa. Além de causar as desagradáveis ondas de calor, a falta do estrogênio propicia insônia, mudanças de humor, perda do desejo sexual e obesidade, sintomas que podem trazer muito desconforto, explica a endocrinologista Christiane Sobral.

A pele também sofre os reflexos do déficit hormonal. Torna-se mais fina e propensa a lesões nos pequenos vasos (telangiectasias), além de desidratar facilmente, perder colágeno e ficar cheia de rugas.

Por essas razões, pode haver indicação de reposição hormonal com produtos sintéticos ou naturais, como a isoflavona, extraída da soja, que também exerce efeito antioxidante. Mas os prós e contras do tratamento devem ser avaliados caso a caso.

Cresce também o uso de hormônios tópicos. Trabalhos mostram que eles aumentam a espessura da pele, quando empregados isoladamente, e ainda mais se combinados a ácidos glicólico ou retinóico, pois ativam a síntese de colágeno. Há também evidências de que a combinação de terapia tópica com reposição sistêmica produz resultados ainda mais expressivos para a pele, avisa a dra. Christiane Sobral.

Cogita-se, ainda, o uso da testosterona na pós-menopausa. "Pode aumentar a libido e trazer mais disposição para atividades físicas", afirma a endocrinologista. Já o emprego pela mulher jovem, para estimular ganho de massa muscular (as bombas anabolizantes "receitadas" nas academias) não é seguro, sob pena de lesar o fígado, provocar acne e queda de cabelo, além de danos ao coração.

O controverso gH

A maior polêmica, no entanto, diz respeito ao uso do hormônio do crescimento (gH) como estratégia anti-*aging*. Estudos em populações idosas dos Estados Unidos revelaram ganho de massa muscular e rejuvenescimento.

Os defensores o comparam à fonte da juventude, entre outras coisas, pela capacidade de estimular a síntese protéica e assim ativar a produção de colágeno e elastina e de tonificar a massa muscular do rosto, o que atenua as rugas. "O gH se equivale a uma cirurgia plástica hormonal", afirma o dr. Wilson Rondó Júnior.

Os detratores argumentam que o hormônio do crescimento pode causar retenção hídrica e conseqüente aumento de peso, além de maior risco de diabete e tumores. "Apesar de melhorar a aparência, o preço pago pode ser alto", alerta a dra. Christiane Sobral.

Exageros à parte, minha sugestão é que pessoas acima de 40 anos façam uma dosagem das taxas desse hormônio, porque a partir dessa faixa etária podem ocorrer quedas significativas. Metade da população que já passou dos 65 anos tem níveis baixos. Constatada a carência, a reposição pode ser iniciada com o acompanhamento de um profissional competente por um período programado.

Nesse caso, os benefícios são evidentes: melhora do tônus muscular, do pique e da atividade mental. A pele realmente agradece. E o corpo, idem.

É importante, ainda, fazer *check-ups* periódicos da saúde global para diagnosticar e tratar precocemente doenças que podem roubar anos de sua vida.

Hábitos saudáveis, emoções em equilíbrio (*com as orientações dos capítulos anteriores*) e tratamentos cosméticos (*que você verá no seguinte*), essa abordagem integral é fundamental para ajudá-la a conquistar a verdadeira beleza e a viver as próximas décadas da melhor maneira possível.

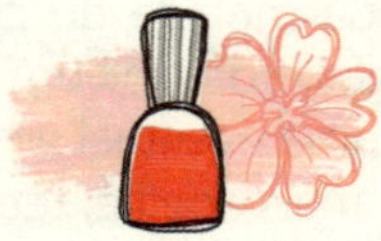

Capítulo 8

a palavra-chave é prevenção

Uma das pessoas mais belas que já conheci, minha mãe, Lenira, 76 anos, soube conquistar o equilíbrio que se traduz na verdadeira beleza. É bem-humorada, doce e meiga, mas também forte como uma rocha. Sabe dar colo. Acolhe, compreende, estimula. Meus amigos adoram conversar com ela.

D. Lenira sempre cuidou da beleza interior, sem nunca descuidar da exterior. Foi a primeira pessoa em quem apliquei toxina botulínica, há 17 anos, e desde então faz aplicações regulares. Pinta os cabelos duas vezes por mês, tem os pés e as mãos sempre bem tratados, escolhe com critério sua alimentação.

Já fez peeling, *preenchimento,* laser *e repetiu, quando necessário. Mas na medida certa. O objetivo sempre foi suavizar as rugas, não apagá-las. Por isso os procedimentos jamais plastificaram sua expressão. Ao contrário, contribuíram para valorizar a beleza da mulher madura que ela aprendeu a cultivar muito provavelmente com a mãe.*

Minha avó Maria já completou um século de vida, nem por isso perdeu a vaidade. Ao contrário, está sempre atenta à beleza das coisas e das pessoas. Lúcida, alegre e bem disposta, está sempre com as unhas feitas e jamais dispensa o batom.

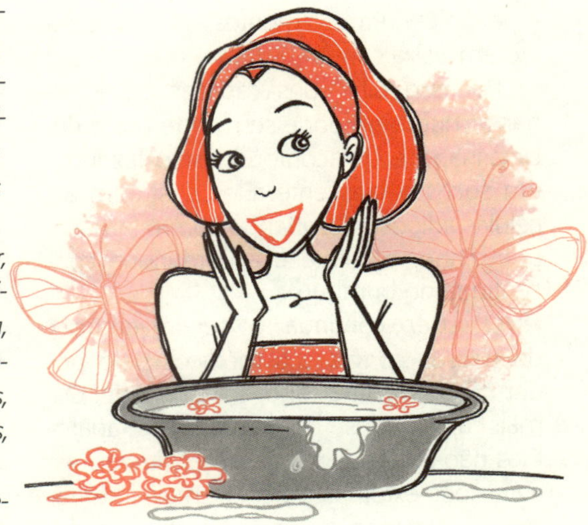

ESSAS GRANDES MULHERES COM as quais tive o privilégio de conviver me ensinaram desde cedo que a beleza não é um dom reservado a uma minoria de afortunados. Pode ser conquistada por meio de cuidados dispensados à mente (*que já apresentei nos capítulos anteriores*) e também ao corpo.

Este capítulo apresenta as últimas tendências em tratamentos estéticos. Técnicas de última geração podem proteger a pele contra agressões, reverter estragos causados pelo sol, apagar sinais do tempo, melhorar a aparência, rejuvenescer.

Mas a palavra-chave é prevenção. Os grandes avanços acontecem justamente nessa área. A idéia é intervir se possível antes que o dano se instale. Cuidar desde cedo para obter os melhores resultados. Investir em pequenas ações que ajudem a ficar mais jovem e bela por mais tempo, em vez de permitir que as rugas e outros sinais do tempo cheguem a graus importantes para só então tomar uma providência de grande porte.

Menos é mais

"Agrida menos e transforme menos." Esse *slogan* resume a grande tendência em tratamentos cosméticos apresentada nos últimos encontros da *American Academy of Dermatology*, uma das mais renomadas associações de dermatologistas: realizar pequenas intervenções, precoces e periódicas. Procedimentos agressivos estão em baixa.

Por isso ultra-sons capazes de eliminar gordura sem dor e sem corte (caso do Ultrashape e Ultracontour) estão fazendo um sucesso crescente. Eles destroem as células adiposas, acabando com o famoso pneuzinho, o culote e a gordurinha concentrada no bumbum.

O *laser* continua a ser reverenciado nesses congressos médicos pelo poder de estimular a renovação da pele. Os mais aplaudidos, porém, são os aparelhos não-ablativos por causarem menores agressões externas e agirem mais internamente, ativando as fibras elásticas e de colágeno.

Esses *lasers* rejuvenescem sem provocar grandes transformações nem obrigam o paciente a se afastar das atividades profissionais e sociais por muito tempo. Já os ablativos requerem um período maior de recuperação que prevê uma semana ou mais com o rosto inchado e de um a dois meses com a pele vermelha. Infelizmente, alguns *lasers* são apresentados como soluções mágicas. Mas não é bem assim. Todos têm suas indicações (*confira no quadro Dicionário das luzes*).

Seja como for, a escolha por tratamentos mais ou menos agressivos está diretamente vinculada ao investimento preventivo.

Já atendi várias pacientes na faixa de 50 anos que nunca se cuidaram antes. A maioria tem rosto flácido, manchas e algumas rugas mais profundas. Diz que o envelhecimento não incomoda. Deseja apenas um "creme básico" que melhore tudo isso: apague as manchas, devolva o tônus à musculatura, suavize rugas. Infelizmente, não existe um creme capaz de corrigir tantas imperfeições. Para reverter esses danos, dificilmente a pessoa escapará de um tratamento mais agressivo. Se tivesse iniciado a prevenção algumas décadas antes, talvez não fosse necessário.

O mais produtivo é intervir em "doses homeopáticas", um pouco por vez, à medida que as mudanças fisiológicas vão acontecendo. Mesmo porque ao "plantar" desde cedo você terá acesso a várias opções de intervenções, inclusive técnicas mais suaves. Se adiar os cuidados, os sinais do tempo se agravam, as opções encolhem e os procedimentos tornam-se cada vez mais invasivos. Pequenas intervenções leves aos 20 ou 30 anos podem abolir a necessidade de manobras radicais aos 50 anos.

Outro motivo para realizar pequenas mudanças progressivas e não grandes mudanças definitivas é a visão que se tem hoje do envelhecimento como um processo. Quer dizer, as condições podem mudar no futuro. Não só fisiológicas (o corpo se altera com o tempo) mas também financeiras. O próprio gosto pessoal às vezes se modifica.

Vamos supor que aos 35 anos você gaste todas as suas economias para deixar o rosto firme. Muito bem! A gravidade continua exercendo seu efeito. Talvez nem tanto no rosto. O pescoço fica sujeito à flacidez. Então, se não fizer uma intervenção ali porque seu caixa está baixo, pode ter que encarar um contraste: o rosto jovem e o pescoço envelhecido. Melhor seria fazer pequenas intervenções em ambos.

Esse, aliás, é um erro freqüente: cuidar só do rosto e esquecer outras áreas expostas, como mãos e colo, que também

Dicionário das luzes*

Há diversos tipos de luzes e *lasers* no mercado, variando conforme a cor e a intensidade da energia emitida, o que permite alcançar camadas mais ou menos profundas da pele. *Laser* é um feixe de luz concentrado, sem dispersão da energia luminosa – todos os raios caminham na mesma direção, e assim, grande dose de energia é transmitida a um alvo preciso, em geral uma área pequena e definida. Os demais aparelhos de luz têm energia mais difusa: luz azul utilizada sobretudo contra acne, e luz infravermelha, empregada contra flacidez. Já os aparelhos de luz intensa pulsada têm vários comprimentos de ondas, por isso podem ter usos múltiplos: tratamento de manchas, estrias, rugas finas, rejuvenescimento pós-sol e depilação. Conheça os principais tipos e indicações na dermatologia:

Alexandrita – *Laser* com longo comprimento de onda que possibilita grande penetração na pele. É utilizado no tratamento de manchas, remoção de tatuagens e depilação. Pode ser usado em pessoas de pele escura.

CO_2 – *Laser* potente e agressivo que destrói a camada superficial da pele (epiderme), produzindo efeito de *peeling*, denominado *resurfacing*. É indicado contra rugas e envelhecimento acentuado porque estimula a produção de colágeno. O procedimento é considerado cirúrgico devido ao longo período de recuperação: a epiderme se regenera dentro de 6 a 8 dias, mas a pele permanece vermelha e sensível por um a dois meses. Existe agora o CO_2 fracionado (Activ XL), que destrói ilhas isoladas da pele, deixando ao redor algum tecido são, o que facilita e acelera a recuperação.

Diodo – Na forma de LEDs (diodos emissores de baixa energia), tem cor vermelha e a função de estimular a formação de colágeno e elastina, portanto, é recomendado contra envelhecimento. Exemplos: Multi Waves e Gentle Waves. Outro tipo de *laser* de diodo são os utilizados para depilação, como Light Sheer (pode ser usado em pessoas de pele morena e bronzeada, atenua manchas e outros sinais de envelhecimento causados pelo sol), Apex-800 e Slp 1.000 (recomendados inclusive para peles morenas). Já o aparelho Triactive reúne seis *lasers* de diodo para combate da celulite e estimula a microcirculação no local.

Dye Laser – *Laser* pulsado para remoção de hemangiomas (mancha decorrente da proliferação de vasos sanguíneos), rosácea (face vermelha), vermelhidão no pescoço, microvasos na face e nas pernas, tatuagens e manchas superficiais, além do tratamento de estrias recentes; provoca encolhimento do colágeno e recomposição das fibras, melhorando o aspecto da pele.

Erbium Yag (*Sharplight*) – Versão menos agressiva do *laser* de CO_2, porém com as mesmas indicações. Empregado para *resurfacing* superficial (remoção celular superficial), estimula o depósito de colágeno, melhora a textura da pele e suaviza rugas.

Fraxel – Também é uma versão menos agressiva do *laser* de CO_2. Destina-se ao rejuvenescimento e à remoção de cicatrizes, acne, manchas e rugas. Aquece pontos isolados do rosto para eliminar células danificadas, deixando intacto o tecido ao redor. Esse efeito "fracionado" permite que a pele se recupere mais depressa do que se toda a área fosse tratada de uma vez. Pode ser usado em várias partes do corpo. Há outros aparelhos de *laser* fracionado: Affirm e Luxir.

Luz Azul – Também é emitida por diodos (LEDs) que têm ação antiinflamatória para tratamento de acne. Várias sessões são necessárias para se obter o resultado esperado. Os aparelhos mais conhecidos são Clear Light e Blue Light.

Luz Intensa Pulsada (IPL) – Fonte de luz difusa com vários comprimentos de onda que podem ser ajustados conforme a lesão a ser tratada, por isso suas aplicações são amplas: estrias, manchas, flacidez, rugas finas, rejuvenescimento pós-sol (estimula o colágeno), vasinhos do rosto, cicatriz de acne e pêlos (inclusive finos e em peles morenas). Os aparelhos mais conhecidos são: Photoderm, Quantum, Dermapulse (flacidez facial e rejuvenescimento), Starlux, Harmony (também contra flacidez), Epilight (depilação) e Vasculight (varizes).

Neodmio YAG (ND-Yag) – *Laser* pulsado empregado na remoção de tatuagens, manchas, redução de pêlos, microvarizes e no tratamento de estrias. As modalidades de baixa energia servem para depilação e são usadas para pêlos brancos, loiros e cinza.

Rubi – *Laser* que emite uma luz vermelha, com maior penetração na pele. Indicado para tratamento de lesões e manchas mais profundas e remoção de tatuagens. Pode ser usado para depilação, mas apenas em pessoas de pele clara.

Terapia Fotodinâmica – A pele recebe uma substância sensível à luz, o ALA (ácido aminolevulínico), que adere às células defeituosas. Depois o local é submetido a um aparelho que emite energia luminosa (luz azul, *laser* ou luz intensa pulsada) e há destruição das células que captaram o ALA. Destina-se ao tratamento de lesões pré-malignas e tumorais (não-melanoma). Uma versão mais *light* dessa terapia está sendo usada para rejuvenescimento e acne, com ótimos resultados.

Thermacool – Embora funcione de maneira semelhante ao *laser*, consiste em um aparelho de radiofreqüência eficaz para rejuvenescimento facial. Atua nas camadas profundas da pele sem provocar lesões externas. Indicado contra rugas e flacidez em peles leves ou moderadamente envelhecidas. Pode ser usado para prevenir estrias no abdômen. Outros aparelhos de ação semelhante: Thermage, Aluma, Accent (muito usado em flacidez da face interna da coxa).

Titan – Luz infravermelha indicada para suavizar rugas e combater a flacidez do rosto, pescoço e corpo. As ondas luminosas atravessam a superfície da pele e promovem um aquecimento das camadas mais profundas, onde estimulam o enrijecimento do tecido. Usado para todos os tipos de pele, também pode ser aplicado no abdômen, parte interna das coxas e glúteos.

Velashape – Combina luz infravermelha, radiofreqüência e massagem a vácuo para controle da celulite e melhora da flacidez e do contorno corporal. Atinge o nível mais profundo do tecido adiposo, estimulando a circulação local e a quebra da gordura.

IMPORTANTE – o uso de luzes e *laser* é desaconselhado para gestantes.

* Este dicionário foi elaborado com o auxílio das dermatologistas Adriana de Cerqueira Leite e Cristina Mansur.

denunciam a idade. Existem hoje diversas técnicas para melhorar a aparência de várias partes do corpo.

Outro exemplo: suponha que aos 30 anos você coloque um preenchedor definitivo que lhe garanta uma boca à Angelina Jolie. O resultado pode agradar nessa fase, em que a pele ainda possui um bom tônus. Mas e aos 60 anos? Se não continuar investindo pesado no visual, aquela boca pode destoar completamente. Já pensou nisso?

Efeito natural

Por falar em preenchedores, eles são um dos procedimentos mais pedidos nos consultórios dermatológicos. Perdem apenas para a toxina botulínica.

Desde o início dos anos 1990, a toxina botulínica é usada para relaxar a musculatura a fim de evitar marcas de expressão e deve continuar em alta porque veio para ficar. O que talvez varie sejam as dosagens, intensidades e formulações.

A tendência atual é injetar menos para obter efeitos mais suaves, por solicitação dos próprios pacientes. Eles costumam dizer: "Eu não quero ficar diferente" ou "Eu não quero ficar com a cara de tal pessoa que perdeu a expressão, parece estático".

Também se apregoa seu uso precoce, se possível quando surgem as linhas de expressão. Com o tempo, o movimento tende a aumentar a profundidade da ruga e quebrar a epiderme. Uma vez danificadas as fibras, a ruga aparecerá também no repouso. Para atenuá-la, será preciso intervir mais profundamente, com um *laser* de baixa potência, por exemplo. A toxina não deixa marcar o vinco. Por isso é uma arma valiosa de prevenção de pequenos sinais do tempo.

Quanto às substâncias destinadas a preencher e atenuar rugas (caso do ácido hialurônico, componente naturalmente encontrado na pele e nas articulações), as pesquisas estão voltadas para novos preenchedores que estimulem a produção de colágeno pelo próprio organismo, como o ácido poliláctico, que requer três aplicações mensais. O objetivo é conseguir um efeito cada vez mais natural.

Pela mesma razão, técnicas adotadas por medicinas tradicionais da Índia e da China são cada vez mais estudadas, além de extratos de plantas de uso consagrado pela sabedoria popular. Os fitocosméticos começam a ocupar um espaço crescente na indústria cosmética pela capacidade de bloquear a ação dos radicais livres, comprovada pela literatura científica.

Cada vez mais princípios ativos extraídos de grãos e vegetais entram na composição de produtos para o rosto e para o corpo. (*Confira os principais no quadro Direto da natureza.*)

Uma das vertentes dessa tendência de privilegiar substâncias naturais atende justamente à preocupação de preservar o meio ambiente: o uso de cosméticos orgânicos. Houve um crescimento da ordem de 20 a 25% na venda anual desses produtos, enquanto os cosméticos tradicionais cresceram apenas de 5 a 10%.

Os cosméticos recebem a qualificação de orgânicos quando são desenvolvidos com matérias-primas certificadas por órgãos reconhecidos. No Brasil, o responsável é o Instituto Biodinâmico (IBD). Essas matérias-primas são cultivadas sem agrotóxicos. Sua produção exclui processos químicos que ameacem a saúde, inclusive aditivos sintéticos como conservantes, corantes e fragrâncias, responsáveis por boa parte das irritações e alergias na pele. Testes em animais são abolidos. E até as embalagens se diferenciam. Geralmente são feitas à base de materiais biodegradáveis ou recicláveis. (*Veja no quadro Cosméticos orgânicos, na pág. 92, os disponíveis no momento.*)

Convém lembrar, porém, que natural ou mesmo orgânico, não é sinônimo de

"A natureza lhe dá o rosto que você tem aos 20 anos, mas é da sua capacidade e responsabilidade merecer o rosto que terá aos 50."

Coco Chanel, estilista que revolucionou o mundo da moda no século XX

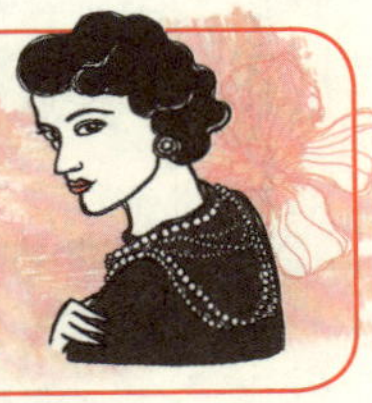

Direto da natureza

Cosméticos derivados de plantas (vegetais e cereais) fornecem ativos para diversos tratamentos faciais e corporais. Eis os mais importantes.

Tipo	Ativo	Planta de origem	Efeito
Rejuvenescedores e hidratantes faciais	Raffermine	Frações da soja	Aumenta a firmeza e a elasticidade da pele.
	Íris iso	Extrato de *Iris florentina*	Compensa déficits hormonais que levam ao envelhecimento.
	Liftiline	Proteínas vegetais	Tensor imediato (efeito Cinderela), combate flacidez.
	Emblica	Derivado da *Phyllanthus emblica*	Antioxidante e anti-*aging*.
	Protectami	Frações da alga *Padina pavonica*	Aumenta a elasticidade e firmeza da pele.
	Phytosan	Derivado da soja	Hidratante e anti-*aging*.
	Avena eyes	*Avena sativa*, *Prunus armeniaca*, Pollen. Hidrata	Revitaliza a pele, suavizando rugas de expressão.
	Nutriskin	Proteína do arroz	Ação regeneradora, melhora a flacidez.
	Sensiline	Fração purificada de semente de linhaça	Defende peles sensíveis contra vento, sol, poluição.
	Struturine	Tremoço	Ativa a renovação celular.
	Tensine	Proteínas da semente do trigo	Pele mais viçosa e radiante por horas (efeito Cinderela).
Despigmentantes faciais (removem manchas)	Ácido fítico	Cereais: farelo de arroz, aveia e germe de milho	Pode ser usado no pós-laser ou pós-*peeling* por causa de sua ação antiinflamatória.
	Ácido kójico	Fermentação do arroz	Clareador e despigmentante.
	Arbutin	Folhas da uva ursi	Atenua manchas.
	Aqua Licorice PT40	Raiz *glycyrrhiza glabra Linné var*	Remove manchas solares.
	Biowhite	*Saxifraga stolonifera*, *vitis vinifera*, *morus nigra*, *scullaria baicalensis*	Clareador.
	Belides	Extrato de margarida	Clareador.

Tipo	Ativo	Planta de origem	Efeito
Antiacne	Aloe vera	Babosa	Antiinflamatório, adstringente e cicatrizante.
	Alfa bisabolol	Óleo essencial de camomila	Antiinflamatório, bactericida e cicatrizante.
	Citobiol Íris	Extrato da *Iris germanica*	Regula a produção de sebo.
	Epicuttin TT	Derivado da melaleuca (*tea tree*)	Usado contra espinhas e cravos, feridas e queimaduras.
	Hyperiskin	Mellissa *officinalis, hypericum perforatum, gentiana lútea, uniperus communis arnica montana, pinus sylvestre*	Ação adstringente e antiinflamatória.
	Phytosphingosine	Fermentação de leveduras	Antiacne, antiinflamátorio.
	Triple A	Açaí, andiroba e cobaíba	Antiinflamatório, anti-séptico, adstringente.
Capilares	Auxina Tricogena	Tussilago *farfar L., achillea Millefolium, cinchona officinalis*	Previne queda de cabelo.
	Amanduline	Frações de amêndoas doces	Reestrutura fios secos e danificados.
	Helioxine	Extrato de semente de girassol	Protege os cabelos contra os efeitos nocivos do sol.
	Bioextender	Algas vermelhas *girgatina stellata*	Hidrata e fortalece os fios.
	Bioenergizer	Bioativo de origem marinha	Ativa a circulação no couro cabeludo, aumenta o brilho e acelera o crescimento.
Firmadores corporais e anticelulíticos (Uso tópico)	Adipol	Extratos de bilis, e de hera	Antiinflamatório, reduz o inchaço. Auxilia no tratamento da celulite.
	Beta escina	*Aescullus hippocastanum*	Ativa a circulação. Adjuvante no tratamento da celulite.
	Lipossoma PML	Estratos de Butcher`s broom, limão e guaraná	Previne a celulite e reduz a gordura localizada.
	Slimming PABC	Derivado da casca da laranja	Firmador e anticelulítico. Auxilia no controle do peso.

inócuo, isento de risco. Esses cosméticos contêm princípio ativo, logo o uso indiscriminado é contra-indicado. Pode trazer resultados diferentes do esperado.

Proteção ao DNA

Outra grande tendência baseia-se no princípio de que o envelhecimento está relacionado ao DNA. Lembra-se do telômero? Aquela capa encarregada de preservar a integridade do nosso código genético, citada no capítulo 3? Quanto menor seu comprimento, mais rápido a célula envelhece. Supõe-se que danos cumulativos ao DNA, acarretados por radicais livres, exposição ao sol e agentes tóxicos como a fumaça do cigarro, entre outros, contribuam para encurtar o telômero.

A mais nova linha de tratamento está sendo projetada para reverter esses danos, de modo a impedir a multiplicação de células com DNA alterado. A tecnologia cosmética pesquisa enzimas, peptídios, antioxidantes e outros agentes, orais ou tópicos, capazes de deter o processo de envelhecimento, atuando justamente na sua ori-

Cosméticos orgânicos
Também derivam de plantas. A diferença é que não recebem agrotóxicos nem passam por qualquer processo químico prejudicial à saúde.

Tipo	Ativo	Modo de ação
Rejuvenescedores e hidratantes faciais	Algisium C	Neutraliza os radicais livres, previne a quebra de proteínas, suaviza e hidrata a pele.
	Ascorbasilane C	Coadjuvante na normalização da pigmentação e no combate ao envelhecimento precoce.
	DSH CN	Estimula as células, recupera a elasticidade.
	Hidroxyprolisilane CN	Restaura a elasticidade da pele.
Antiacne	DSB C	Tem ação antiinflamatória e regeneradora.
Capilares	Capillisil HC	Previne queda de cabelo, seborréia e reações inflamatórias no couro cabeludo.
	Methiosilane C	Fortalece a produção de pêlos e regulariza a atividade das glândulas sebáceas.
Firmadores corporais e anticelulíticos (Uso tópico)	Argisil C	Modula a queima de gordura e seu estoque nas células. Preserva a firmeza da pele.
	Cafeisilane C	Estimula a queima de gordura, e favorece a microcirculação sanguínea.
	Proteosilane C	Regenera as células firmadoras, prevenindo o envelhecimento e a formação de estrias.
	Theophyllisilane C	Ativa a queima de gordura e impede a formação de radicais livres.
	Xantalgosil C	Restaura a elasticidade e tonicidade da pele. Promove a perda de medidas.

gem: o código genético. Portanto, a abordagem continuará sendo preventiva.

É o caso, por exemplo, do extrato de *Polypodium leucotomos*, caramujo capaz de reparar os danos causados ao DNA pelos raios ultravioleta. Ele é a base do filtro solar por via oral lançado em 2004, no Congresso Mundial de Dermatologia, em Paris. Há também cremes tópicos com o mesmo princípio ativo.

Já existem no mercado produtos capazes de agir em marcadores genéticos localizados na epiderme, na derme e na junção entre as duas camadas para indicar o grau de envelhecimento da pele, tendo como base algum agente fitoterápico, como o extrato da fruta longoza, destinada a combater manchas e rugas, e peptídios, que tem como função refazer o dano ao DNA.

Finalmente, há outra tendência que vem ao encontro de um antigo sonho de consumo feminino: ter unhas belas e resistentes. Um gel estabilizador é espalhado sobre unhas frágeis, quebradiças e que descamam facilmente; ele endurece com a aplicação de luz ultravioleta (semelhante à utilizada no dentista para endurecer resinas), criando uma camada protetora sobre a superfície da unha que evita traumas freqüentes, sem interferir na sua estrutura. Requer aplicação em local especializado e manutenção mensal.

Laser, fitoterapia, antioxidantes. A indústria cosmética combina ingredientes milenares com tecnologia de ponta para ajudar a preservar a beleza e a jovialidade por mais tempo. A mistura tem tudo para dar certo se a mulher também fizer a sua parte.

Cuidados a cada década

Quem investe na prevenção desde cedo explora todo seu potencial de beleza em cada fase da vida. A seguir, alguns cuidados básicos recomendados para cada idade.

Dos 14 aos 19 anos

* Lave seu rosto duas vezes ao dia para remover impurezas, células mortas, oleosidade. Se tiver muitas espinhas, prefira sabonetes à base de peróxido de benzoila ou ácido salicílico. Sabonetes infantis não são recomendados.
* Tire a maquiagem antes de dormir. Assim, você evita obstruir os poros, o que pode facilitar o aparecimento de cravos e espinhas.
* Não esprema espinhas. O líquido está cheio de bactérias. Daí o que era um problema localizado tende a se generalizar. Além disso, a pele fica sujeita a manchas e cicatrizes. Procure um médico para tratamento adequado. Às vezes, pode ser necessário o uso de antibióticos ou mesmo de isotretinoína oral, que requer acompanhamento médico.
* Utilize filtro solar diariamente, na sua rotina, mesmo que não vá tomar banho de sol. O fator de proteção 15 é o mínimo recomendado. Se a pele for oleosa, prefira em gel.
* Jamais faça processos de clareamento no corpo ou na face enquanto estiver na praia. Você corre o perigo de ficar toda manchada.

20 anos

* Use cremes hidratantes específicos para seu tipo de pele, enriquecidos com antioxidantes tópicos: vitamina C, coenzima Q10, chá-verde, ácido lipóico etc.
* Espalhe diariamente no rosto um filtro solar com fator de proteção 15, no mínimo.

* Uma aplicação preventiva de toxina botulínica ajuda a suavizar as primeiras rugas que surgem no final desta década. Mesmo que seja apenas um pontinho.
* Preenchimentos também podem ser usados em doses mínimas.

30 anos

* Além do hidratante facial com antioxidantes, passe todo dia um creme na região dos olhos, à base de DMAE ou argireline. (*Veja no quadro Como escolher um bom creme.*)
* Lembre-se de usar filtro solar FPS 15, no mínimo. Na praia, chapéu e óculos de sol são indispensáveis.
* Se tiver poucas rugas, pode utilizar um ácido leve de manutenção e injetar um pouco de toxina botulínica e preenchimento. Se as rugas forem mais pronunciadas, aplique uma concentração de ácido glicólico, retinóico, pirúvico e lactobiônico.
* É uma boa época para fazer um *peeling* leve, químico ou com luz pulsada ou LED, que estimula a atividade do fibroblasto, elimina manchas e renova a pele.
* Use um hidratante corporal e um creme contra celulite.
* Lembre-se de usar filtro solar, chapéu e óculos de sol.

Recado da autora

Passou dos 35 anos? Deixe os cosméticos trabalharem enquanto você descansa. Invista em cremes de uso noturno e aplique-os no rosto com pequenos pinçamentos e batidas leves para estimular a circulação. Não se esqueça da região do pescoço. Cuidados como esses são fundamentais para adiar a necessidade de cirurgia plástica.

Como escolher um bom creme

* Ouviu falar de um creme com superpoderes que melhora a qualidade da pele, reduz a flacidez, combate acne, atenua manchas? Desconfie. É difícil um produto sozinho cobrir um espectro tão amplo. Por isso os tratamentos cosméticos geralmente associam diversos produtos.
* Não tente resolver tudo de uma vez. Se você não estiver em condições financeiras favoráveis no momento, estabeleça prioridades. O que mais incomoda é a flacidez? Use um cosmético antiflacidez ou anti-*aging*. Quer tirar as manchas? Privilegie o que trouxer um composto despigmentante. Use produtos nacionais – em geral, mais acessíveis – mas sempre de marcas conceituadas e não pare seu tratamento.
* Cuidado com a tentação de comprar cremes na Europa e nos Estados Unidos. Ainda que escolha um específico para seu tipo de pele, eles foram projetados para climas frios. Por isso, durante a viagem, é provável que funcionem bem. Mas no calor do Brasil, o resultado será outro. É preciso adequar os cosméticos ao local. Ao trocar de cidade, talvez tenha que jogar fora o *nécessaire*.
* O jeito mais seguro de eleger um hidratante é contar com a orientação de um dermatologista. Na impossibilidade, ouça várias consultoras de beleza. Cruze as informações e veja quais são as coincidentes para então fazer as suas escolhas.
* Se tiver a pele oleosa, sempre opte por gel ou loção *oil free*. Evite os cremes.

40 anos

* Cremes de primeira linha ajudam a proteger a pele contra rugas e flacidez e suavizam esses sinais. Alguns ativos recomendados são: DMAE, argireline, denskin e matrixyl, isoflavona, vialox, pro collansyl, neuropeptídios, ubiquinona e niacinamida (corrige dano ao DNA). Na dúvida, consulte um dermatologista.
* Aumente a concentração de ácido nos cosméticos porque as estruturas de sua pele necessitam de mais estímulo para resistirem à ação da gravidade.
* NUNCA tome sol no rosto. Use filtro solar 30 e evite os horários de pico. Redobre o cuidado se tiver manchas. Proteja, inclusive, suas mãos.
* Toxina botulínica, preenchimentos e *peelings* ainda trazem bons resultados contra rugas. *Laser* e luz pulsada podem aliviar a flacidez.
* Use hidratante corporal e creme contra celulite e flacidez do braço. Se houver possibilidade, faça drenagem linfática semanal para combater a retenção de líquidos.
* Para combater com mais intensidade celulite, gordura localizada e flacidez do braço há muitas opções: de injeções como intradermoterapia e carboxiterapia ao ultra-som de alta potência, incluindo radiofreqüência, endermologia (massagem a vácuo), corrente russa e *compess* (aparelhos que estimulam a musculatura) e *lasers*. Esses tratamentos devem ser indicados por um profissional da área de estética.

50 anos

* Hidratantes com ácidos, antioxidantes, neuropeptídios, isoflavonas e protetor solar continuam importantes, mas os produtos devem ter maior potência.
* Em caso de manchas, pode ser orientado o uso de agentes clareadores e a realização de *peelings* (sobretudo nas mãos, pescoço e colo) ou intradermoterapia (injeções de vitamina C, ácido hialurônico, DMAE).
* Toxina botulínica, preenchimentos e *peelings* de luz pulsada ou *laser* também podem ser usados, só que os benefícios serão maiores para peles bem-cuidadas.
* Cremes e aparelhos atenuam certos tipos de flacidez. Casos graves podem ser tratados por meio de *peelings* mais agressivos como o de fenol ou *lasers* como o CO_2 e o CO_2 fracionado, ou talvez necessitem de cirurgia plástica para recuperar a elasticidade.
* Gorduras localizadas podem ser combatidas por métodos ambulatoriais ou lipoaspiração (com cirurgião plástico qualificado, em hospital bem equipado) desde que a pele apresente boa capacidade de retração.

Capítulo 9

mais jovem por mais tempo

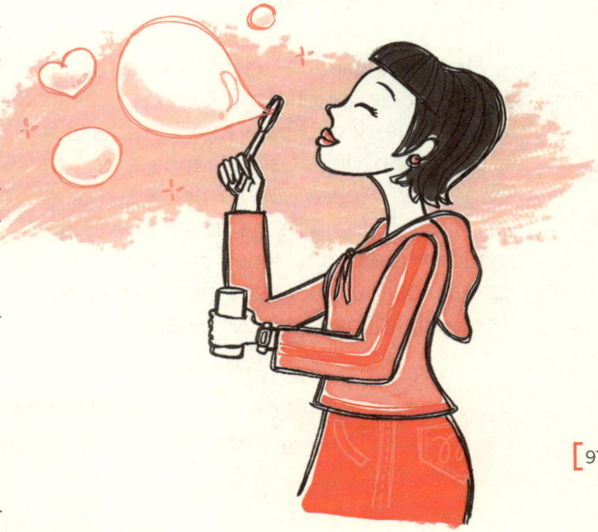

Um grupo de 50 homens e mulheres saudáveis com mais de 75 anos recebeu um convite para passar cinco dias num hotel-fazenda nos Estados Unidos. Como a iniciativa fazia parte de um estudo, todos sabiam que fariam exames físicos e psicológicos. O que os surpreendeu foi a exigência acompanhando o convite: na bagagem só podiam colocar roupas, chapéus e acessórios que não usavam há 20 anos. Ninguém estava autorizado a levar jornais, revistas, livros ou fotos da família, cuja data fosse posterior a 1959.

Quando chegaram, o hotel-fazenda estava ambientado com a decoração típica dos anos 1950, incluindo jornais, revistas e música da época. Receberam instruções para se comportar como se tivessem 20 anos a menos e só conversar sobre fatos ocorridos em 1959. Até seus crachás de identificação exibiam fotos de 20 anos atrás.

Na entrada foram fotografados e fizeram exames para determinar a idade biológica de cada um. No fim da temporada, submeteram-se a novos testes. Depois, cientistas que desconheciam os objetivos da experiência avaliaram os resultados. A conclusão foi espantosa: 100% dos idosos haviam "desenvelhecido" três anos ou mais em apenas cinco dias porque sentiram-se mais jovens e agiram como tal.

ESSA EXPERIÊNCIA, REALIZADA EM 1979 sob a coordenação da psicóloga Ellen Langer, professora da Universidade Harvard, nos Estados Unidos, tornou-se um exemplo clássico de como mudanças mentais podem reverter a idade biológica – a tese que venho defendendo neste livro. Por isso resolvi abrir este capítulo de um modo diferente.

Tenho a convicção de que o ser humano pode se programar para viver bem todas as décadas de sua vida, não apenas investindo em hábitos saudáveis e cuidados com a aparência mas também adotando uma atitude mental positiva.

"Se nos livrarmos do conceito errôneo de que a velhice é triste e dolorosa, lembrarmos como éramos na juventude e nos sentirmos como pessoas jovens, poderemos 'desenvelhecer'", ensina a pioneira da naturopatia no Brasil, Catharina Walzberg, no livro *Você pode ter saúde, basta querer*. Catharina tem mais de quatro décadas de experiência na prevenção e tratamento de doenças com métodos naturais.

Vamos substituir o termo "desenvelhecer" por outro mais simpático: rejuvenescer. Neste capítulo mostro como é possível criar o hábito de rejuvenescer, isto é, condicionar seu cérebro a torná-la mais jovem (e bela) por mais tempo.

Lições de longevidade

Vários sábios e cientistas compartilham a idéia de que o rejuvenescimento começa de dentro para fora. Um deles é o instrutor de ioga Caio Miranda, autor do livro *Só envelhece quem quer*. Ele esteve no Himalaia, na Ásia, na década de 1950, estudando as populações que viviam em contato com a natureza. E para sua surpresa, encontrou pessoas centenárias que se comportavam como adolescentes, tamanha energia e vitalidade demonstravam. Seu semblante e, especialmente, seu olhar, transmitiam tanta paz e simpatia que dificilmente alguém deixaria de compartilhar a alegria que irradiavam.

Segundo Caio Miranda, a duração normal da vida de qualquer organismo é igual a sete vezes o tempo que leva para atingir a maturidade e a plenitude de suas funções. No homem, a idade de 25 anos corresponde ao ponto da maturação. Assim, seria possível viver de 150 a 175 anos.

Por que, então, o homem, o único ser vivo dotado de inteligência, raramente consegue atingir a metade de sua vida? O instrutor de ioga responde: porque transgride a lei natural. Fere aos outros e a si mesmo. A capacidade de reação das células tem um limite e se o homem continua indefinidamente a agredir a sua natureza, chega ao estado em que qualquer reação é impossível. Começa aí o envelhecimento.

Os povos estudados no Himalaia seguiam uma dieta adequada, praticavam atividade física regularmente, dormiam bem, tinham o costume de meditar e apresentavam poucas rugas. Levavam uma vida simples. Se você quer rejuvenescer, orienta Caio Miranda, precisa se livrar dos excessos e das complicações, que trazem problemas para nossas mentes, destroem a saúde, limitam nossa existência.

A escritora e conferencista americana Victoria Moran, já citada, relata ter conhecido uma senhora de 82 anos que parecia ter 60 e nunca fez uma cirurgia plástica. Ao perguntar qual era sua fonte de juventude, ouviu a seguinte resposta: "Eu cresci com a noção de que havia no mundo mais luz do que escuridão. Sabendo disso, eu nunca permiti que coisas negativas entrassem na minha vida".

Essa visão está na contramão da idéia predominante em nosso meio de que a passagem dos anos é acompanhada por uma sucessão de perdas. O medo de envelhecer assombra as mulheres, sobretudo a partir dos 40 anos, e ainda mais quando têm que enfrentar outro período assustador, a menopausa (parada da menstruação).

Apesar de o envelhecimento ser lento e gradual, a percepção dele parece ser repentina. Um dia, as pessoas se olham no

> **"Não existe idade. A gente é que cria. Se você não acredita na idade, não envelhece até o dia da morte."**
>
> Márcia Haydée, bailarina clássica brasileira e mito da dança mundial

espelho e levam um susto: tomam consciência de que o tempo passou. É importante entender e aceitar que as mudanças chegam, mas também se cuidar para desfrutar o melhor de cada momento.

Atingir a meia-idade não significa o declínio da beleza. Mesmo porque hoje a mulher de 40, 50, 60 anos pode ser linda, ativa, bem-cuidada, sensual. Prova disso é o número crescente de celebridades que já passaram dos 40 anos e estão em forma: as atrizes americanas Julia Roberts, Sandra Bullock e Sharon Stone, as brasileiras Ângela Vieira e Christiane Torloni, a cantora Madonna e a atriz francesa Catherine Deneuve, que aos 62 anos, inspirou uma linha de cosméticos da MAC, para citar alguns exemplos.

A vantagem é que nessa fase, embora não tenha mais o corpo dos 20 anos, com raras exceções, a mulher reúne características psicológicas especiais. De acordo com o psiquiatra Carl Gustav Jung, fundador da psicologia analítica, a partir dos 35 anos, a mulher inicia um processo de individuação e passa a se preocupar mais com sua identidade. Começa a conquistar a beleza da maturidade, que tem a ver com estilo, jeito de ser.

"Meia-idade é uma fase de mais conhecimento, de aumento do poder pessoal. Para exercer esse poder, a mulher deve tomar a responsabilidade por sua saúde", ensina a professora de ioga, meditação e ayurveda Márcia De Luca no livro *A idade do poder*. Quanto maior for a prevenção, mais a passagem do tempo poderá ser encarada com tranqüilidade. Uma pessoa feliz e que vive a vida plenamente não envelhece nunca.

Consta que perguntaram à princesa Pauline de Metternich (1838-1921) em que idade uma mulher deixa de se interessar pelo sexo. Ela respondeu: "Não sei. Tenho apenas 65 anos". A princesa Pauline encantou a Europa com sua beleza e foi retratada em um quadro do pintor francês Edgar Degas, um dos mestres do impressionismo.

Ponha em prática a lei da atração

A atitude mental faz toda a diferença. "Você é o que você pensa", diz um ditado indiano. Se você pensa jovem, será jovem. Terá uma mente dinâmica, vibrante, curiosa. E, em decorrência, entusiasmo e vitalidade física.

Ao contrário, se olhar no espelho e só contabilizar perdas, como: "Estou velha, com os cabelos brancos, não consigo mais enxergar de perto, vou ter osteoporose, ficar com as juntas duras", você formula uma triste profecia que define um padrão. Seu cérebro é treinado para envelhecer e seu corpo começa a trabalhar para se adequar a essa crença.

Essa é a idéia do livro e do documentário *O segredo*, criados pela australiana Rhonda Byrne, 55 anos. O primeiro conquistou o topo da lista dos livros de auto-ajuda do jornal *The New York Times*: vendeu 1,75 milhão de cópias em apenas três meses. Trata-se da chamada lei de atração, segundo a qual as pessoas são capazes de atrair para si mesmas coisas boas ou ruins conforme sua disposição mental: "Tudo o que vem até você é atraído pelas imagens que mantém na sua mente", postulam o livro e o documentário. Isso quer dizer que quando estiver bem, mais eventos positivos atrairá. O contrário também é verdadeiro: quanto pior estiver mais fatos negativos atrairia. Seja sensata!

No nosso caso significa que o ritmo do envelhecimento pode ser retardado ou acelerado por nossas ações e pensamentos.

O pensamento positivo é um aliado importantíssimo do rejuvenescimento. Em

Como usar a lei da atração

De acordo com *O segredo*, o ser humano atrai tudo aquilo em que foca sua atenção. Logo, para promover mudanças, você deve focalizar os pensamentos nos seus desejos.

* Pegue uma folha de papel e escreva: "Sou tão feliz e agradecida agora que tenho__________". Escreva no presente, como se já tivesse conquistado o que almeja e explique como será sua vida quanto tiver alcançado o que busca.
* O agradecimento antecipado sintoniza em seus sonhos, desperta o entusiasmo e aumenta as chances de atraí-los.
* Todo dia reserve alguns minutos para visualizar as metas escritas e reforçá-las com sua energia mental.
* Esse exercício deve envolver não só a visão mas também o tato, a audição. Faça o necessário para sentir que seu desejo já se realizou.
* Para facilitar a visualização, pegue um quadro e coloque nele fotos de coisas que deseja alcançar.
* Siga sua alegria e o Universo abrirá as portas para você.

vez de alimentar a crença de que seu corpo se degenera a cada momento, pense que ele se renova a cada instante. Cultive idéias que transformem o seu jeito de encarar a realidade.

A primeira atitude mental daquele que pretende rejuvenescer é admitir sinceramente que isso é possível.

"Ao mudar as percepções, você muda sua realidade. Ao mudar a percepção do seu corpo, do seu rosto, do envelhecimento e do tempo, você pode deter a sua idade biológica", explica o médico Deepak Chopra, autor do livro *Corpo sem idade, mente sem fronteiras*. É o que se chama de condicionamento mental, uma prática explicada por conceituados neurologistas ocidentais.

Estudos revelaram que pessoas com maiores momentos de prazer apresentam diferenças no tamanho do lóbulo cerebral. Trabalhos monitoraram o cérebro de voluntários tristes enquanto se perguntava a eles o que os deixaria felizes. A simples lembrança de algo agradável, como passear no parque, era suficiente para produzir uma descarga de mensageiros benéficos. São indícios de que o cérebro pode ser treinado.

Desacelere seu ritmo

Para rejuvenescer, você precisa mudar a sua percepção do tempo, pois é ela que regula o seu relógio biológico, avisa o dr. Chopra. Se estiver sempre com pressa, seu relógio interno viverá acelerado. Daí o valor da meditação, do silêncio interior, do relaxamento para avisar ao cérebro que não é preciso correr tanto.

O dr. Deepak Chopra destaca, ainda, a importância de cultivar a flexibilidade. Ser

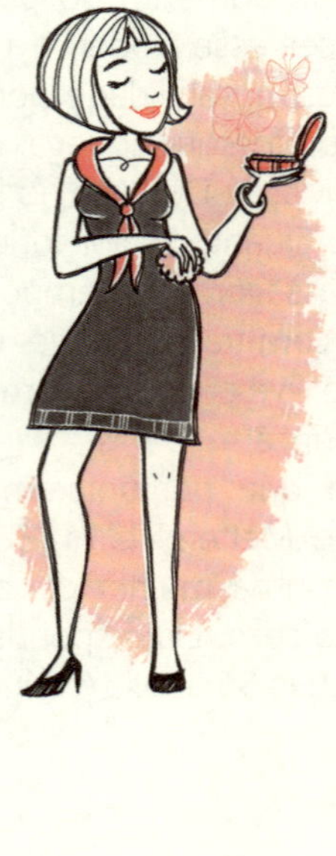

flexível é deixar as coisas acontecerem como devem ser, esquecer a mania de querer controlar tudo o tempo todo. O envelhecimento está associado à rigidez. A juventude, à flexibilidade e à criatividade. Ambos são comportamentos aprendidos.

Desse modo, atente para não ficar cultivando a velhice. Minha mãe vive dizendo: "Eu adoro conviver com jovens". A energia deles contagia. Deixa a mente ativa. Mas, lembre-se: conviver com gente mais nova não significa fingir ser igual a eles. Nem fugir de desafios que chegam com a idade.

Recado da autora

Use a criatividade. Busque novas soluções para os conflitos. Faça coisas imprevisíveis. Surpreenda-se. Assim você se renova, abre novas portas. Segundo a filosofia ayurveda, esse seria o segredo da imortalidade. A explicação ocidental é que ao criar outras vias de pensamento você estimula a criação de novas conexões entre os neurônios e ainda promove descargas de dopamina, o que ajuda a rejuvenescer.

Tive uma paciente que formou uma ruga enorme no meio da testa porque se recusava a usar óculos de leitura. Dizia que era um acessório para velhos. Que exagero! Era só escolher uma armação moderna ou usar lentes de contato.

Diz um ditado popular que as pessoas só se tornam velhas quando param de crescer. De fato, pesquisas mostram que a idade biológica está mais relacionada à idade psicológica do que à cronológica; se a sua mente envelhecer, o corpo vai refleti-la.

Mente jovem é aquela que cresce dia após dia.

Retarda-se o envelhecimento ao manter a mente ativa (e claro, tomando todos os outros cuidados preventivos ensinados neste livro!). Já dizia o dramaturgo inglês William Shakespeare: "Nós somos feitos da mesma matéria que os sonhos".

Personal mental: o futuro do rejuvenescimento

Por isso é importante se programar para o futuro. Imagine a mulher que você pretende ser aos 50, 60, 80 anos. Forme uma imagem mental sua. Idealize uma pessoa bonita e saudável, orgulhosa de suas conquistas, em paz consigo.

Eu gosto de pensar que aos 60 anos estarei muito mais feminina e sensual, enxuta, com um corpo saudável e ativo, bons relacionamentos, sucesso profissional, amadurecimento e equilíbrio.

Assim, você cria dentro de si um programador do rejuvenescimento que eu chamaria de *personal* mental. Do mesmo modo que se recorre ao *personal trainer* para manter o corpo em forma, o *personal* mental seria encarregado de preparar a mente para enfrentar a passagem dos anos da melhor forma possível.

O futuro da longevidade, do bem-estar e do rejuvenescimento será cada um de nós termos um *personal* mental. Um profissional encarregado de propor exercícios dirigidos para nos despertar alegria, alimentar nossa auto-estima, vencer a depressão, rejuvenescer.

Até lá, nós podemos fazer isso: ser o nosso *personal* mental e guiar o nosso cérebro, proporcionando a cada uma de nós momentos de bem-estar para que os hormônios rejuvenescedores sejam liberados e a juventude esteja ao nosso alcance.

Palavras finais

OUTRO DIA ESTAVA REFLETINDO sobre os tipos de mulheres que chegam ao meu consultório e percebi que seria possível classificá-las em pelo menos quatro grupos:

1. Barbie É a mulher ligada em estética 24 horas por dia. Toda a sua vida está voltada para o culto da beleza e para obtê-la, comete qualquer loucura. Sua luta contra o tempo é desenfreada. Faz tantos procedimentos que pode até perder a expressão. E continua querendo mais. Muitas têm uma visão distorcida de si. Mesmo sendo magra, a Barbie engorda 1 quilo e já acha que está gordíssima; um princípio de celulite já é motivo para deixar de ir à praia ou ficar enrolada na canga, com medo de repararem na sua "celulite horrorosa". Sempre acha um defeito no seu corpo e invariavelmente o considera muuuuuito grande.

2. Tô nem aí – É o oposto da anterior, uma mulher que parou de se cuidar. Nesse grupo, entra a dona-de-casa que se dedicou de corpo e alma à família, e aos 50 anos, quando o marido desfruta o sucesso profissional e os filhos começam a sair de casa, de repente se dá conta da passagem dos anos. E também a intelectual ou a executiva que abraçou a carreira em tempo integral e, de repente, percebe que está envelhecida, com os cabelos descuidados e alguns quilos a mais. Há um denominador comum entre elas: quando finalmente decidem buscar ajuda realmente se empenham para recuperar o tempo perdido.

3. Cinqüenteen – É uma das possibilidades de futuro da mulher tipo 1, a Barbie de amanhã. Hoje tem 50, 60 ou 70 anos e persegue a aparência dos 20, 30 anos. Recusa-se a aceitar a passagem do tempo. Escolhe roupas de adolescentes e adota atitudes de quem possui muitas décadas a menos. Chega a competir com as filhas, freqüentar as mesmas baladas, disputar namorados. Muitas não conseguem perceber os exageros no seu visual e comportamento.

4. Gente como a gente – A mulher normal, equilibrada, saudável, é a que procura se manter em equilíbrio a vida toda. Começa a se cuidar aos 25 anos. Evita se expor demais ao sol. Procura seguir uma boa dieta, sem exageros. Faz exercícios físicos devagar e sempre. Relaxa nos fins de semana. Divide seu tempo entre o trabalho, o lazer, a família, as relações afetivas e os cuidados pessoais. Procura manter seu eixo. Ainda que não tenha corpo de *top model* ou rosto de estrela de cinema, não se acha feia. Sente-se mais sensual e feminina. Sabe ser atraente, quando quer. Se um problema estético começa a incomodá-la, procura o auxílio de profissionais qualificados e faz pequenas investidas, muitas vezes preventivas.

O resultado deste somatório é, com certeza, parecer mais jovem e leve. Os anos passam e ela continua bela, elegante, atraente, sensual, amorosa. Os homens enxergam (e admiram!) essa beleza. Mesmo que não seja a mulher mais linda de todas, encanta as pessoas com sua energia e seu estilo.

Este livro foi escrito para despertar em você essa mulher normal, linda, gente como a gente, que pode estar escondida à espera de uma chance para entrar em cena, que talvez necessite apenas de alguns retoques para brilhar.

Vamos lá! Olhe-se no espelho real, não naquele juiz implacável. Observe seus pontos altos e baixos. E comece a valorizar já suas qualidades enquanto resolve (de preferência, o quanto antes) o que precisa de ajustes. Lembre-se, ainda, de abastecer seu cérebro de pensamentos e emoções positivas e de cultivar a beleza interior, fundamentada na auto-estima e no respeito pelo seu jeito de ser.

No final, talvez você conclua que não dá para ficar esteticamente perfeita e linda o tempo todo – quem consegue? – mas é possível, sim, alcançar a beleza plena que surge quando se está em paz consigo mesma. A paz nasce do equilíbrio entre corpo, mente e espírito que cabe a você, só você, construir desde já. Mãos à obra!

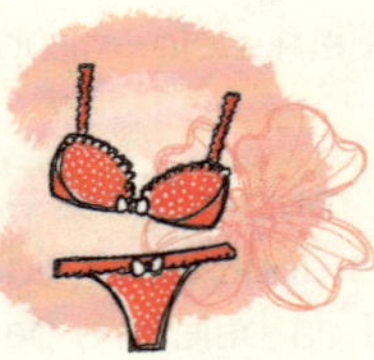

Chapéu púrpura

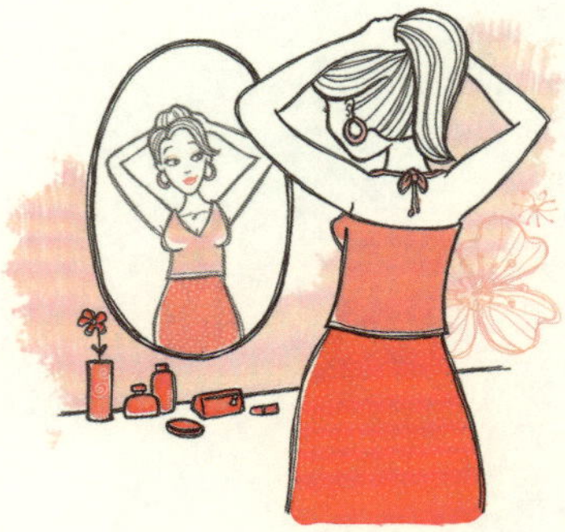

Aos 3 anos, ela olha pra si mesma e vê uma rainha.

Aos 8 anos, ela olha pra si mesma e vê Cinderela.

Aos 15 anos, ela olha pra si mesma, vê uma bruxa e diz: "Mãe, eu não posso ir para a escola desse jeito!"

Aos 20 anos, ela olha pra si mesma e se vê "muito gorda/muito magra, muito alta/muito baixa, muito liso/muito encaracolado", mas decide que vai sair assim mesmo...

Aos 30 anos, ela olha pra si mesma e se vê "muito gorda/muito magra, muito alta/muito baixa, muito liso/muito encaracolado", mas decide que agora não há tempo para consertar essas coisas. Então sai assim mesmo...

Aos 40 anos, ela olha pra si mesma e se vê "muito gorda/muito magra, muito alta/muito baixa, muito liso/muito encaracolado", mas diz "sou uma boa pessoa" e sai mesmo assim...

Aos 50 anos, ela olha pra si mesma e se vê como é. Sai e vai pra onde bem entender...

Aos 60 anos, ela olha pra si mesma e se lembra de todas as pessoas que não podem mais se olhar no espelho. Sai de casa e conquista o mundo...

Aos 70 anos, ela olha pra si mesma e vê sabedoria, risos, habilidades. Sai para o mundo e aproveita a vida...

Aos 80 anos, ela não se incomoda mais em olhar pra si mesma porque já sabe que é bela! Põe simplesmente um chapéu púrpura e vai se divertir com a vida.

Talvez devêssemos pôr o chapéu púrpura mais cedo!

Erma Bombeck

Livros consultados

A arte da conversa e do convívio, Alan Garner e Maria Tereza Maldonado, Editora Saraiva, São Paulo, 1999.

Aderência à prática do exercício físico em academias, Fabio Saba, Editora Manole, São Paulo, 2001.

Amar é preciso: os caminhos para uma vida a dois, Maria Helena Matarazzo, Editora Gente, São Paulo, 1992; relançado pela Editora Record em 2003.

A cura e a mente, B. Moyers, Editora Rocco, Rio de Janeiro, 1995.

A ditadura da beleza e a revolução das mulheres, Augusto Cury, Editora Sextante, Rio de Janeiro, 2005.

A fórmula da felicidade, Stefan Klein, Editora Sextante, Rio de Janeiro, 2005.

A idade do poder: transformação, saúde e beleza para a mulher, Márcia De Luca, Tornado Editorial, São Paulo, 2003.

A luz que vem de dentro: direcionando sua alma para uma beleza duradoura, Victoria Moran, Editora Rocco, Rio de Janeiro, 2004.

A Medicina das funções, Jacques Ménétrier. Editora Organon e Editora Bio Press, São Paulo, 2000.

Beleza e auto-estima: atraente em qualquer idade, Rolando Zani, Editora Revinter, Rio de Janeiro, 1998.

Corpo sem idade, mente sem fronteiras: a alternativa quântica para o envelhecimento, Deepak Chopra, Editora Rocco, Rio de Janeiro, 1994.

Durma bem – Dicas para um sono feliz, Sally Lewis, Editora RBA Libros, Barcelona, Espanha, 2001.

Idade verdadeira: como ficar emocional e fisicamente mais jovem, Michael Roizen, Ed. Campus, Rio de Janeiro, 1999.

Lindos de morrer: dismorfia corporal e outros transtornos obsessivos, Jocelyne Levy Rosenberg, Editora Celebris, São Paulo, 2004.

Nós dois: as várias formas de amar, Maria Helena Matarazzo, Editora Gente, São Paulo, 1994; relançado pela Editora Record em 2003.

Pele e sol, dr. Frédéric Bernard, Larousse, São Paulo, 2006.

Por que amamos: a natureza e a química do amor romântico, Helen Fisher, Record, Rio de Janeiro, 2006.

Sexual intelligence, Kim Cattrall, Bulfinch Press, Nova York, 2005.

Só envelhece quem quer, Caio Miranda, Livraria Freitas Bastos, Rio de Janeiro, 1960.

Torne-se mais jovem, viva por mais tempo: 10 passos para retardar o envelhecimento, Deepak Chopra, Editora Rocco, Rio de Janeiro, 2002.

Uma história natural dos sentidos, Diane Ackerman, Editora Bertrand Brasil, Rio de Janeiro, 1990.

Você pode ter saúde, basta querer: vitalidade e bem-estar da infância à terceira idade, Catharina Walzberg, Editora Rocco, Rio de Janeiro, 2004.

Você quer o que você deseja, Jorge Forbes, Editora Best Seller, São Paulo, 2003.

As frases citadas foram tiradas de:

Farmácia de pensamentos, Sonia de Aguiar Relume Dumará, Rio de Janeiro, 1999.

O Essencial, Costanza Pascolato, Objetiva, Rio de Janeiro, 1999.

e dos sites:

Farmácia de pensamentos, www.farmaciadepensamentos.com.br

Cool Quotes, www.coolquotes.com

Famous Quotes, www.famousquotes.com

Nossos colaboradores

Contei com o apoio de renomados especialistas para apresentar as informações mais atualizadas e comprovadas sobre cada um dos temas. Conheça esses profissionais:

Adriana Roberto De Avila, fisioterapeuta formada pela Universidade Metodista de Piracicaba, SP, com diversos cursos nas áreas de estética facial e corporal e especialização em acupuntura pelo CEATA (Centro de Estudos de Acupuntura e Terapias Alternativas), em São Paulo.

Alexandre Ottoni Kaup, médico neurologista, doutor em Medicina pela Universidade Federal de São Paulo, professor-adjunto da disciplina de Neurologia da Universidade de Santo Amaro e Clinical Fellowship in Headaches na Houston Headache Clinic, em Houston, Texas, Estados Unidos.

Christiane Nóbrega Sobral, médica endocrinologista formada pela Universidade de São Paulo e filiada à Sociedade Brasileira de Endocrinologia e Metabologia, à Sociedade Brasileira de Diabetologia e a duas entidades americanas, a American Society of Endocrinology e a American Diabetes Association. Pertence ao corpo clínico dos hospitais Albert Einstein e Sírio Libanês, em São Paulo.

Elisa Latuf, médica psiquiatra pela Faculdade de Ciências Médicas da Santa Casa de São Paulo com especialização em Drogadependência.

Lilian Andrés, psicóloga clínica, mestre em Psicologia Social, com especializações em Medicina Comportamental pela Universidade Federal de São Paulo, Hipnose Erickssoniana pelo Instituto Milton Erickson – SP, em São Paulo, em Programação Neurolingüística pelo IBEHE e em Psicodinâmica Psicanalítica pelo Instituto Sedes Sapientae, em São Paulo.

Mariana Lindemberg, nutricionista, especialista em Nutrição Clínica pela UGF – Universidade Gama Filho, do Rio de Janeiro, e especialista em Nutrição Esportiva pela FMU – Faculdades Metropolitanas Unidas, de São Paulo. É professora de pós-graduação em Nutrição Clínica na Universidade Gama Filho e nutricionista da empresa Body Check, em São Paulo, que presta serviços de avaliação física.

Norma Porfírio, mestre em Dermatologia pela Universidade Federal de São Paulo, ex-coordenadora do curso de pós-graduação em Medicina Estética da Faculdade de Medicina Souza Marques, no Rio de Janeiro e instrutora de *swásthya* ioga.

Roberto Azambuja, médico dermatologista do Hospital Universitário de Brasília, DF, desde 1976. Participou do curso de Medicina Mente/Corpo com o dr. Deepak Chopra, nos Estados Unidos. É *master practitioner* e *trainer* em Programação Neurolingüística e *master practitioner* em Terapia da Linha do Tempo. Em 1989, coordenou o primeiro simpósio em congressos brasileiros de dermatologia sobre a relação entre a pele e o psiquismo. É membro da Associação Brasileira de Medicina

Complementar, é fundador da Sociedade de Dermatologia Integrativa – Brasil e organizador do Departamento de Dermatologia Integrativa da Sociedade Brasileira de Dermatologia.

Ronaldo Alves do Nascimento, professor de educação física formado pela Uniban, em São Paulo, em 1996. Atua como *personal trainer* e dá aula em academias paulistanas.

Wilson Rondó Júnior, médico e cirurgião vascular, formado pela Faculdade de Medicina de Santo Amaro, especializou-se em medicina preventiva e terapias antioxidantes no The Robert W. Bradford Institute, nos EUA, e no Regenerations Zentrum dr. Kleanthous Embh (Heideberg), na Alemanha. É membro do American College of Advancement in Medicine.

COLABORARAM NESTE LIVRO

Supervisão editorial Maria Elisa Bifano
Preparação de texto Cristina Nabuco
Produção gráfica e direção de arte Vivian Valli
Assistente de produção Regiane Wagner Jorge
Revisão Sidney Cerchiaro, Flávia Portellada e Maria Aparecida Amaral
Projeto gráfico Vivian Valli
Composição Julio Portellada
Foto da capa Caio Melo (assistente Sylas Jr)
Produção da foto Giuliana Rocha
Maquiagem Rodolfo Silveira
Modelo Claudia Albertotti (L'equipe Agence)
Ilustrações Marilena Saito

FICHA TÉCNICA

Impressão Geográfica editora.
Papel Offset 75g/m^2 (miolo), Cartão Ópera 250g/m^2 (capa)
Tipologia Adobe Garamond Pro 11,5/14,4